はじめての

看取りケア

病棟・在宅・救急外来・
災害現場のケアと支援

山﨑 智子 編著 佐々木吉子

メヂカルフレンド社

● 編　集

山﨑　智子　東京医科歯科大学大学院保健衛生学研究科

佐々木吉子　東京医科歯科大学大学院保健衛生学研究科

● 執筆者（執筆順）

山﨑　智子　東京医科歯科大学大学院保健衛生学研究科

瀬戸　弘美　国家公務員共済組合連合会東京共済病院がん看護専門看護師

伏見　真由　東京医科歯科大学大学院保健衛生学研究科がん看護専門看護師

遠藤　貴子　東京医科歯科大学大学院保健衛生学研究科

田村　里佳　国立看護大学校看護学部

内堀　真弓　東京医科歯科大学大学院保健衛生学研究科

和田　美保　はなみずきの家 浦和美園がん看護専門看護師

佐々木吉子　東京医科歯科大学大学院保健衛生学研究科

佐藤　　央　東京医科歯科大学医学部附属病院救急看護認定看護師

はじめに

　現代の日本では、核家族化やコミュニティーにおける人々とのつながりの希薄化により、身近な生活のなかで、生と死を学ぶ機会が失われています。それは医療者であっても同様で、親しい人の看取りの経験がなく、看護師として初めて受け持ちの方をお看取りするという人は少なくないでしょう。初めての看取りにおいて、どのようにご本人を見送るべきか、ご家族のためにどのように支援すべきか大いに戸惑われることと思います。

　かつては、病院で様々な臨床経験を経て、中堅以上となった看護師が、キャリアの次段階のステージとして、在宅でのケアや高齢者施設でのケア、ホスピスケア・緩和ケア、救急・集中治療の現場に移っていくということが当たり前としてとらえられていました。しかし昨今は、新卒の看護師への教育支援システムが充実してきたことで、新人看護師であっても訪問看護師として働く場があり、病院でも緩和ケア病棟や救命救急や集中治療の病棟に配属されるようになってきています。このような臨床現場では、一般病棟よりもなお一層多くの看取りに立ち会うことになります。

　先に述べたように死と馴染みがない現代の人々の死別の衝撃は想像するよりもずっと大きなものです、ましてや突然の死であればなおさらです。しかし、死は誰もがいつかは迎えるものであり、本人も周囲も避けては通れません。看取りのケアは、ご本人が苦痛なく、悔いなく、そして尊厳を失わずに旅立つことができるように支援することはもちろんですが、ご本人が亡くなった後も故人への思いを抱きながら生き続けていかなくてはならない家族や親しい人のグリーフが少しでも癒されることに役立つケアでなくてはなりません。

　本書はこれから看取りを経験する看護学生や新人看護師の方々に向けて、少しでも未知なる世界への道案内になればという思いで執筆したものです。

　本書は3部で構成しています。

　第Ⅰ部では、病院における看取りの基本について述べています。初めてづくしのなかで、あらかじめ看取りの心構えや手順を知って

いることで、看護師としてすべきことに集中できるのではないかと思います。また重複内容を避けるため、臨死期や死後の身体変化などの詳細は主に在宅編で解説しています。

第Ⅱ部では、在宅・施設における看取りについて述べています。病院の環境とは異なる、多様な施設や事業所での多職種の連携を基盤にして、在宅でご本人、ご家族の希望に沿った最期を過ごすための看取りの支援について解説しています。イメージをもって読んでいただくために、事例を多く用いています。

第Ⅲ部では、救急外来と災害現場における看取りについて述べています。どちらも、それまで死を想定していない状況において突然迎える看取りの特徴とその支援について解説しています。通常には馴染みがないので、事例を多く用いています。

看護師として一人の人の終焉にかかわること、それはその人にとっても自分にとってもただ一度きりのことです。一期一会の出会いのなかで、その人に敬意を払い、真摯な姿勢で向き合うことが求められます。

自身の死に向けて様々な希望や葛藤をもつ人、そして愛する人の死に向き合い不安や動揺を抱えながら日々を過ごす家族に寄り添うことで、看護師は大きく心が揺さぶられ、つらくなることもあるでしょう。そのようななかで先輩や同僚の助けも得て、ご本人の尊厳を守りつつ、死別後も生きていくご家族にとっては、生きる支えとなりうる悔いのない看取りを支援することが大切です。

看護師として悔いがないと思える看取りばかりではないかもしれませんが、できる限りを尽くすことと、自分自身のつらさにも向き合い、セルフケアすること、誰かに助けを求めることも忘れないでほしいと思います。

看取りを重ねることがあなたのさらなる力となり、より成長していかれることを心から願っております。

2020 年 6 月

山﨑　智子

佐々木吉子

目次

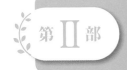

表紙・本文デザイン：スタジオダンク

本文イラスト：スタートライン

第 I 部

病棟 編

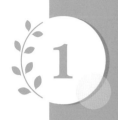

1 病院での
死に向けての準備

1 ⇒ 日本における「死への準備教育」の現状

1 日常における「死の学び」

　近年、在宅や施設での看取りが少しずつ増えつつありますが、まだまだ病院での看取りが圧倒的に多く、8割近くを占めています。かつての日本は、家族に見守られながら、自宅で生まれ自宅で死を迎えることで、自然に生と死の摂理を受け入れ、命のバトンが受け継がれていました。しかし1970年代半ばに病院死と在宅死の数が逆転し（図1-1）[1]、医療の進歩、病床数の増加、核家族化によって生も死も病院でと考えることが一般的になり、死は病院に隔離され、医療者が専門にそのケアを担うこととなりました。諸外国と比較しても、先進国のなかで日本は病院での死の割合がかなり高いことがわかります（図1-2）[2]。すなわち、日本人の日常には死を身近に学ぶ機会が少ないということです。

　この半世紀ほどの間に、日本人は死への対処能力を奪われてしまいました。また、日本の教育には死について学ぶというカリキュラ

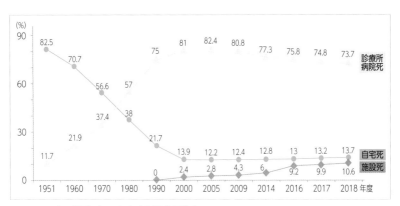

図 1-1　死亡の場所別にみた年次別死亡百分率

施設死が増え、病院死が減少へ。
厚生労働省（2018）. 人口動態統計. e-stat, 死亡の場所別にみた年次別死亡数・百分率. より作成

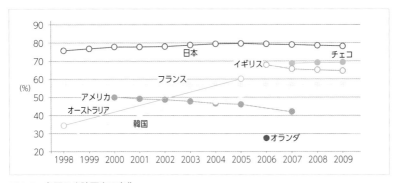

図 1-2　各国の病院死率の変化

ILC-Japan 企画運営委員会（2012）. 理想の看取りと死に関する国際比較研究. より引用

ムがなく、教科書も準備されていません。死について学びたい人は、自分から求めていなければたどり着くことはできません。残念ながら、死を経験した人はこの世には存在しないので、死についての真実を教えてくれる人はいません。たとえ死について知りたいという思いがあっても、それに真摯に答えてくれる人に巡り合うことはないのです。

■デーケンの哲学

　日本人の死生観に大きな影響を与えたのはデーケン*です。デーケンは、ドイツでは小学校から教科書で死について学ぶ内容があるにもかかわらず、1980年代の日本人は子どもから大人になるまで「死」について学ぶ機会がほとんどないこと、日常のなかで死は静かに隠され、死について語ることは「縁起が悪い」と忌み嫌われていること、真実の病気が知らされず、死ぬ前に自分のしたいことができない人が多いこと、かわいそうだからと子どもを亡くなる人から遠ざけ、死を知らせないことがあるなど、日本の現状に多くの疑問をもちました。

　デーケンは、1982年に「生と死を考えるセミナー」を開催し、このセミナーの翌年、「生と死を考える会」という市民団体が結成されました。1986年には『死への準備教育』の3部作（死を教える[3)]、死を看取る[4)]、死を考える[5)]）を世に送り出しました。人間が生物である限り、その致死率は100%であり、誰もがいつかは死を迎えます。それゆえ死から目を逸らすのではなく、死を意識するからこそ、より生を大事に考えることができるとデーケンは強調しました。

　デーケンが上智大学で初めて「死の哲学」の講座を始めようとしたとき、「死について学ぶなんて、学生は怖がって誰も来ないよ、やめなさい」と同僚の日本人神父は皆反対したそうです。しかし、実際は教室に入りきれないほど学生が押し寄せ、いかに学生たちが「死」について学びたがっているかを皆が知ることになりました。現在の上智大学には死生学専攻や死別後のケアを研究するグリーフ

---

*：アルフォンス・デーケン（Alfons Deeken）：1932年、ドイツ生まれ。イエズス会司祭、哲学者。上智大学名誉教授で、専門は死生学。

ケア研究所などがあり、その哲学は受け継がれています。

　デーケンが日本中で数えきれない講演会を行い、また書籍の発刊をとおして、日本人が生と死について考えるきっかけをつくった功績は偉大です。それまで、死が免れない状況にあっても患者と真実の語り合いができないことに葛藤を抱えている医師や看護師に大きな衝撃を与えました。そこから多くの医師や看護師、哲学者、一般の人々が死について語ることや、死に臨む人々にどのように寄り添うかを発信し、今日の自分らしく生き、死ぬための支援を考えることにつながっていきました。

■ 教育現場の現状

　一方、小・中・高校の教育には、残念ながら依然として積極的に死の話題が取り込まれてはいません。そのことに危機感を抱く教師が独自で教育を行っているという現状です。その理由については、子どもたちが楽しく生き生きと学ぶ授業を大切にしている教師にとって、死に関する授業は暗く重苦しい内容になりがちであり、また死について学ぶと、子どもが死を美化したり、同調したりするなど、自殺をあおることになるのではないかと指導を躊躇する者がいたり、カリキュラムや指導方法が未確定、教師自身の死生観や死を見据えた人生観が育っていないことでの指導力不足などがあげられています[6]。まだまだ死を教える教育は、大学教育レベルでの専門家の取り組みとなっている現状があります。

■ がん教育

　現在、2人に1人ががんに罹患するようになり、がんの教育の重要性が叫ばれ、がん対策基本法のもと、政府が策定したがん対策推進基本計画[7]において、個別目標として「子どもに対しては、健康と命の大切さについて学び、自らの健康を適切に管理し、がんに対する正しい知識とがん患者に対する正しい認識を持つよう教育する」ことを目指すことが掲げられ、がんの教育が始まりました。

文部科学省のウェブサイトでは、がん教育推進のための標準的な教材[8]が公開されています。この取り組みは生命の大切さを教えているわけですが、生と死は表裏一体なので、死の教育も同時に発展していくことが望ましいと考えます。

▎3 国民の意識

　では、一般国民が皆、死について考えることを避けているのかというと、そのようなことはありません。

　日本では、2005年に死亡者数（108.3万人）が出生者数（106.2万人）[9]を上回り、瞬く間にその差は開き、2019年の推計の出生数は86万4千人、死亡数は137万6千人となりました[10]。今後、出生数よりも死亡数が圧倒的に多くなることが予想され、皆が死を準備なく迎えることができない時代になってきました。実際に死に向けて準備をしたいと思う人も増え、2012年には「終活」*が新語・流行語大賞の候補に選ばれました。

　2017年度の「人生の最終段階における医療に関する意識調査」では、一般国民の59.3％が人生の最終段階における医療について考えたことがあると回答していました（図1-3）[11]。

　また、「家族や医療介護者と話し合ったことがある人」は39.5％で、これは2013年度の調査と大きく変わってはいませんでした。話し合いの相手はほとんどが家族で、話し合うきっけとなったのは、「家族等の病気や死」「自分の病気」でした。話し合ったことがない理由は、「話し合いたくないから」が5.8％、「話し合う必要性を感じていないから」が27.4％、一番多い回答が、「話し合うきっかけがなかったから」の56％でした[11]。

　元気なときはどのように話題にすべきかわからず、イメージがわ

＊終活：自分の人生の最期を自分の望むように自分で準備するなどの活動。就職活動が「就活」と略されることからの造語。

■人生の最終段階における医療・療養についてこれまでに考えたことがあるものの割合

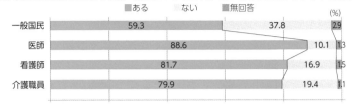

■人生の最終段階における医療・療養についてこれまでにご家族等や医療介護関係者と話し合ったことがあるものの割合

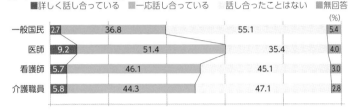

図 1-3 　人生の最終段階における医療に関する関心

厚生労働省. 平成 29 年度人生の最終段階における医療に関する意識調査報告書. より引用

きにくく、自分や家族の病気や死と向き合うことで、自分自身の人生の最終段階の医療への希望を考えるきっかけになっていることがわかります。

　筆者も「終活」の講演をしたときに、エンディングノートを書いたことがある人について尋ねましたが、関心をもって参加している人たちであるにもかかわらず、70人中2人だけでした。その2人は、自身ががんの治療を受けている人たちでした。

　病状が進んでからの話し合いは、患者・家族共に負担が大きいものです。そのためには、きっかけとなる出来事を活用することが大事です。また、元気なときから話し合うきっかけとして、地域の勉強会や地域包括支援センターなどで人生の最終段階について話し合う機会をつくる取り組みが必要とされます。

I 4 　病院での看取りの状況

　現在およそ8割の人が病院で亡くなっていますが、多死の時代に

おいて病床数は十分ではなく、ぎりぎりまで在宅療養をして、深刻な状況になってから入院することが多く、看護師は短い期間に多くの看取りにかかわる機会が確実に増えています。それは一般病棟に限らず、緩和ケアやホスピスにおいても同様の状況です。

　これまでは、診断・治療期から再発転移期、終末期へと長い期間をかけて患者、家族、医療者は信頼関係を築いていきました。しかし、今や死の間際に初めて出会うということも珍しくはなく、何を大事に看取るのかという本人と家族にとっての最善について考える時間が限られてきている現状もあります。

　本人がどのように最期の日々を送りたいのか、家族は何をしたいのか、共に望みをかなえることを考える時間や機会が少なくなっています。看護師は、たとえかかわる期間が短いとしても、淡々と看取りに入るのではなく、より丁寧なかかわりでその家族をとらえる必要があります。なかには病棟よりも外来の看護師とのかかわりのほうが長いという人もおり、外来看護師の段階的なケアや病棟との連携も重要となってきます。

⌐5⌐　自分の死に向き合うことから看取りは始まる

　看護基礎教育では「より良い死を迎えるための援助」を目指して、様々な工夫を凝らした講義や演習を受けたことと思います。しかし、実際の生活では、親しい人の死を経験した人は多くはなく、自分のこととして肌身で感じることは難しいと思います。自分の死、親しい人の死について考えること、想像することなく、死に向かう人やその家族を支援することは難しいと考えます。看護師として未熟であることは問題ではありません。また、学生だから新人だから自分の出る幕ではないとは思わないでください。

　たった一度の死に向かう人に、大事な人を失う人に、真摯に向き合うためには、小手先の技術は必要ありません。いかにその人に思

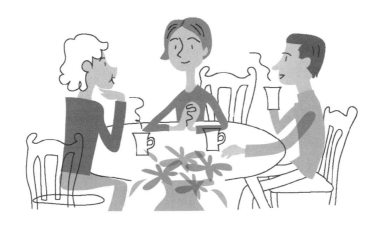

いを寄せるか、共にいることができるか、一つひとつのことを丁寧に行うか、それに尽きると考えます。

　今はまだ看取りにかかわらなくても、この瞬間から自分も死に向かって生きている存在であり、きたるべき死に備えてどのように生きていきたいのか、考えてほしいと思います。そしてまずは自分の家族と話し合うことから始めることをお勧めします。一番近い人が何を思っているのか、何を望んでいるのか、お互いに知ることから始めてほしいと思います。

2 アドバンス・ケア・プランニング（ACP）

1 アドバンス・ケア・プランニング（ACP）とは

　私たちは生まれてから成長する段階において、自分に降りかかる課題を分析し、解決策を見出し、対処していく力をつけていきます。その過程で、自分で判断し決めるという意思決定の力もつけていきます。しかし、生命を脅かすような病気に罹患したとき、これまで身につけてきた対処方法が功を奏さなくなり、対処方法が見つからないこともあります。専門知識とスキルをもつ医療者に頼るほ

かなく、途端に自分を無力な存在に感じるでしょう。ましてや治療が難しい、治療効果は不確かであるといわれたときに、誰かにすがって自分の道を決めてほしいと思うかもしれません。これまで自分で納得して自分自身のことを決めて生きてきた人が、突然他人に決定を委ねるという心細さは、何とも言い難い切ない状況です。

　本来、誰もが自律した存在として、自分らしく生きたいと願っています。そのためには、どのような治療を選ぶか、治療ができなくなったときにどこで療養したいか、意識がなくなったときに誰に自分についての重要な事項の決定を委ねたいかについて、あらかじめ家族や親しい人と話し合いを重ねておくことが重要です。それがアドバンス・ケア・プランニング（advance care planning：ACP）の取り組みです。

　ACPの定義は、National Health Service*のガイドラインにおいて「個人およびケア提供者との間で行われる自発的な話し合いのプロセス」とされています。通常の話し合いと異なるのは、「個人（患者）の希望を明らかにする意図があること」そして「自分の意思や希望を伝えられなくなるような病状の悪化が予想されたときに行われること」としています（図1-4）[12]。それゆえ、かかわる看護師は、そのときを逃さないようにしなくてはなりません。

2 人生の最終段階における医療・ケアのあり方

　日本においては、厚生労働省の「人生の最終段階における医療・ケアの決定プロセスに関するガイドライン」[13] の作成と改訂を経て、これまでの「終末期医療」という表現が、「人生の最終段階における医療」へと変わりました。このガイドラインでは、人生の最

---

*National Health Service（NHS）：1946年にイギリスで制定された国民健康保険サービス制度。

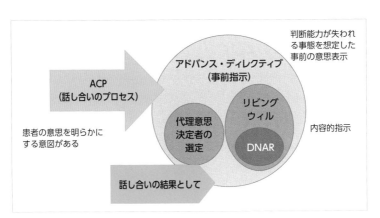

図 1-4　アドバンス・ケア・プランニング（ACP）

EOL：end-of-life、DNAR：do not attempt resuscitation（蘇生措置拒否）
長江弘子（編）（2018）．看護実践にいかすエンド・オブ・ライフケア，第 2 版．日本
看護協会出版会，p.65．より引用改変

表 1-1　人生の最終段階における医療・ケアのあり方

> 　医師等の医療従事者から適切な情報の提供と説明がなされ、それに基づいて医療・ケアを受ける本人が多専門職種の医療・介護従事者から構成される医療・ケアチームと十分な話し合いを行い、本人による意思決定を基本としたうえで、人生の最終段階における医療・ケアを進めることが最も重要な原則である。
> 　また、本人の意思は変化しうるものであることを踏まえ、本人が自らの意思をその都度示し、伝えられるような支援が医療・ケアチームにより行われ、本人との話し合いが繰り返し行われることが重要である。
> 　さらに、本人が自らの意思を伝えられない状態になる可能性があることから、家族等の信頼できる者も含めて、本人との話し合いが繰り返し行われることが重要である。この話し合いに先立ち、本人は特定の家族等を自らの意思を推定する者として前もって定めておくことも重要である。

厚生労働省（2018）．人生の最終段階における医療・ケアの決定プロセスに関するガイドライン．より引用

終段階における医療およびケアのあり方について表1-1[13] のように
定義しています。

　さらに厚生労働省は、2018年にACPの普及、啓発と認知度向上
のために「人生会議」[14)15] という愛称を決めました。11月30日（いい看取り・看取られ）を「人生会議の日」とし、人生の最終段階に

本の紹介

きたるべき日に備えて、ACPについて語り合うためのツールや手引きが続々と作成されています。手に取りやすいものを紹介します。

『私の生き方連絡ノート：自分の受けたい医療・ケアのためのエンディングノート』

自分らしい「生き」「死に」を考える会（編）
2019年、EDITEX

自分自身を振り返って自分のことを書くページから始まり、自分の望む医療や闘病のかたち、自分で意思表示ができるときの病気への向き合い方、自分で意思表示ができないときの医療、その際の代理意思決定者、自身の意思表示カードなどのページがあります。

蘇生や胃瘻など具体的な医療的処置についても書かれており、かかりつけ医と話し合うきっかけにできる医療に関するエンディングノートです。

『このあとどうしちゃおう』

ヨシタケシンスケ
2016年、ブロンズ新社

子どもへのACPの教育としても、大人が読んでも楽しく理解できる絵本です。小さな孫が、祖父の死後、部屋の掃除をしていたら、ベッドの下から「このあとどうしちゃおう」と書かれたノートを見つけます。祖父の絵と文字で「自分が将来死んだらどうしたいか、どうしてほしいか」がたくさん書いてあり、楽しそうです。孫は自分もノートを買って書こうとしますが、自分が死んだ後のことを考えるうちに、今生きているときにやりたいことがいっぱいあり、「生きているあいだはどうしちゃおう」ノートがあってもいいと気づきます。

死を考えることが、いかに今の生を充実させるかを教えてくれる絵本で、ベストセラーとなっています。

おける医療やケアについて考える日としました。

　家族や医療者と語り合うことや思いを共有することは、きたるべき日に備えて迷いをなくすことにつながり、家族の満足を高め、後悔を減らすことに大いに役立つと考えます。

3 ➤➤ 予期悲嘆

　予期悲嘆については「2　死亡まで数日、数時間の時期の支援」、グリーフ（悲嘆）については、「7　グリーフケア」で詳しく紹介します。

　グリーフ（悲嘆）とは、死別による喪失の衝撃により、身体、感情、認知、行動、スピリチュアルな面に現れるあらゆる「反応」を指します。

1 予期悲嘆の特徴

　患者の死が近いことが予測されるとき、実際の死別を経験する以前から家族がグリーフ（悲嘆）を感じる予期悲嘆という概念があります（表1-2）。

　患者本人は、自身の死に向けて、自己の消滅や親しい人との別れなどに恐怖や不安、スピリチュアルペインを経験しています。これまでの人生を振り返り、ライフレビューを語る人はとても多いと感じます。そしてそれを静かに聞き届ける存在は大事です。人に語ることで、これまでの人生を自分のなかで意味あるものとしてとらえ

表 1-2　**予期悲嘆の特徴**

①通常は患者と家族の両方が経験する
②死によって必ず終わる
③時間が経つにつれて増大する
④否認する傾向がある
⑤希望を含んでいる

第Ⅰ部

病棟編

直し、「いろいろあったがまんざらではない人生だった」と悟り、落ち着く人も多いのです。

　そして愛する人との死別に向けて、家族も様々な身体的、精神的な症状を体験します。自分の変化が何によるものか不安を抱えることもあるので、誰にでも起こり得ることであり、つらい気持ちを分かち合いながら一緒に見守っていきましょうと伝えます。家族はつらい気持ちを表出するなかで、徐々に死別への準備をしていきますが、否認する気持ちが強いと受け入れがたい死をさらに認めづらくなることがあり、注意が必要です。

2 予期悲嘆への対処

　死が予測される時期になったら、看取りのパンフレット（「2 死亡まで数日、数時間の時期の支援」図2-3参照）などを用いながら、患者の身体の変化や心の変化などを伝えて準備する手助けや、家族にも休息が必要であること伝え、うまく休めるように配慮します。

　予期悲嘆への対処で重要なことは、その存在に気づくことであるとされています[16]。また、予期悲嘆に気づいたら、できるだけ多職

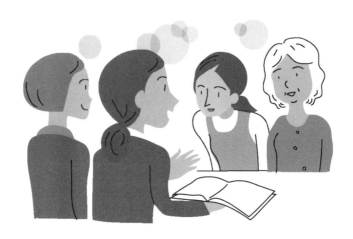

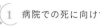

種でかかわります。患者の病状だけでなく、患者と家族のなか培われてきた歴史や心理社会的背景などの情報を持ち寄り、多職種での支援チームを構成することが後のグリーフケアにつながります[16]。予期悲嘆からみえるリスクに気を配り、死別後のグリーフケアにつなげていくことが重要です。

1）厚生労働省（2018）．人口動態統計．e-stat，死亡の場所別にみた年次別死亡数・百分率．＜https://www.e-stat.go.jp/dbview?sid=0003411652＞［2020．April 20］

2）ILC-Japan企画運営委員会（2012）．理想の看取りと死に関する国際比較研究．＜http://www.ilcjapan.org/study/doc/committeeAnnounce_0612.pdf＞［2020．April 20］

3）Deeken A（編）（1986）．叢書 死への準備教育－死を教える．メヂカルフレンド社．

4）Deeken A（編）（1986）．叢書 死への準備教育－死を看取る．メヂカルフレンド社．

5）Deeken A（編）（1986）．叢書 死への準備教育－死を考える．メヂカルフレンド社．

6）岡田芳廣（2014）．学校における死についての教育の実態と実践について．早稲田大学大学院教職研究科紀要，6：1-13．

7）厚生労働省（2012）．がん対策推進基本計画．平成24年6月．＜https://www.mhlw.go.jp/file/06-Seisakujouhou-10900000-Kenkoukyoku/gan_keikaku02.pdf＞［2020．April 20］

8）文部科学省．がん教育推進のための教材 指導参考資料．＜https://www.mext.go.jp/a_menu/kenko/hoken/1385781.htm＞［2020．April 20］

9）厚生労働省（2018）．平成30年（2018）人口動態統計の年間推計．第1表人口動態総覧の年次推移．＜https://www.mhlw.go.jp/toukei/saikin/hw/jinkou/suikei18/dl/2018toukeihyou.pdf＞［2020．April 20］

10）厚生労働省（2019）．令和元年（2019）人口動態統計の年間推計．結果の概要．＜https://www.mhlw.go.jp/toukei/saikin/hw/jinkou/suikei19/dl/2019gaiyou.pdf＞［2020．April 20］

11）厚生労働省．平成29年度人生の最終段階における医療に関する意識調査報告書．＜https://www.mhlw.go.jp/toukei/list/dl/saisyuiryo_a_h29.pdf＞［2020．April 20］

12）長江弘子（編）（2018）．看護実践にいかすエンド・オブ・ライフケア，第2版．日本看護協会出版会．

13）厚生労働省（2018）．人生の最終段階における医療・ケアの決定プロセスに関するガイドライン．＜https://www.mhlw.go.jp/file/04-Houdouhappyou-10802000-Iseikyoku-Shidouka/0000197701.pdf＞［2020．April 20］

14）厚生労働省．ACP（アドバンス・ケア・プランニング）の愛称を「人生会議」に決定しました．＜https://www.mhlw.go.jp/stf/newpage_02615.html＞［2020．April 20］

15）厚生労働省．「人生会議」してみませんか．＜https://www.mhlw.go.jp/stf/newpage_02783.html＞［2020．April 20］

16）柏木秀行（2017）．予期悲嘆．木澤義之，山本亮（編），いのちの終わりにどうかかわるか，医学書院，p.36．

死亡まで数日、数時間の時期の支援

1 死亡まで数日、数時間の時期における身体の変化

　どのような病気であるか、個々の状態によって多少の違いはありますが、看取りが近づいていることは、患者にみられる徴候によって、ある程度予測できます（表2-1、図2-1）[1][2]。

　自分の力で起き上がることが困難になってきて、経口摂取が難しくなり、眠っている時間が長くなると看取りの時期が近づいてきていることがわかります。さらに呼吸の変化や意識レベルの低下、皮膚の状態の変化、皮膚の色調の変化などで、数日から徐々に時間単位になってきていることを感じます。これは付き添いの時期や会わせたい人について話をする目安になります。

　家族はこれまでとは違う患者の姿に戸惑ったり、怖さや不安を感じたりします。そのため、あらかじめ起こり得る変化について、パンフレットなどを活用し、少しずつ話しておきます。そうすることで最期の大事な時間に患者とかかわる不安や恐怖を軽減することができます。

表 2-1　看取り期にみられる徴候（OPCARE9 プロジェクトより）

死が近づいていることを示す徴候

- ほぼ寝たきりの状態、または起き上がることが非常に困難
- 非常に衰弱している
- 食べたり飲んだりできなくなる
- 嚥下が難しくなる
- 眠っていることが多くなる

数日～数時間以内に亡くなる可能性を示す徴候

- 末梢から皮膚が冷たくなる
- 皮膚が冷たくじっとりしている
- 四肢末梢の皮膚や口唇にチアノーゼが出現する
- 尿量が減る
- 意識レベルが低下していく
- 喘鳴が聞こえる
- 呼吸のパターンが不規則になる（チェーン-ストークス呼吸など）
- 顔色が青白くなる
- 顔面の筋肉が弛緩し、鼻がより際立つようになる

森田達也，白土明美（2015）．死亡直前と看取りのエビデンス．医学書院，p.4．より引用

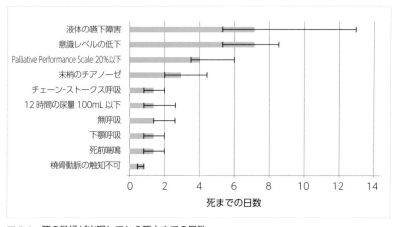

図 2-1　死の徴候が出現してから死亡までの日数

David Hui, Renata dos Santos, Gary Chisholm, et al (2014). Clinical signs of impending death in cancer patients. Oncologist, 19 (6)：681-687. より引用

② ➤➤ 予期悲嘆、不安への対応

1 家族のトータルペイン

「1 病院での死に向けての準備」で述べたように、家族は死への予測と準備をすると同時に、きたるべき別れの日に恐怖と不安を感じながら過ごしています。

家族は、長い闘病の最終段階にあって、心身ともに疲弊しています。しかし「本人の苦しみに比べれば、元気な自分が頑張らなくてどうする」と気持ちを奮い立たせて日々を過ごしています。なかには家事や育児、介護なども抱え、自身の仕事をこなしながらも、体に鞭うって病院に来ている人も少なくありません。その場合は、夕方から夜にかけて来院することが多く、看護師もゆっくり話をする機会を逸していることもあります。特に、家族は自分がケアを受ける立場であるという意識はないため、自分からつらい気持ちを話したり、助けを求めたりすることは少ないと思います。

しかし、徐々に弱っていく患者を前にして、亡くなった後のことを考え不安や悲しみが押し寄せ、死別後に現れるグリーフと似た心身の反応を経験していることがあります（「7　グリーフケア」参照）。また、死後のことをあれこれ考え始め、葬儀の手配や保険や役所の手続きなど、現実的な不安も頭をめぐります。一方で、死後のことを考えるなど不謹慎だと思ったり、そんなことを考えたら死期が早まってしまうと自分を責めたり、様々な気持ちが渦巻きます。もちろん患者の前でそのような不安をみせられず、必死に隠そうとするため、病棟を出る後ろ姿はとても疲れてみえます。どこかで自分の気持ちに寄り添ってくれる人がいればよいのですが、自分のなかに押し込めている人は少なくありません。もし、そんな姿を

19

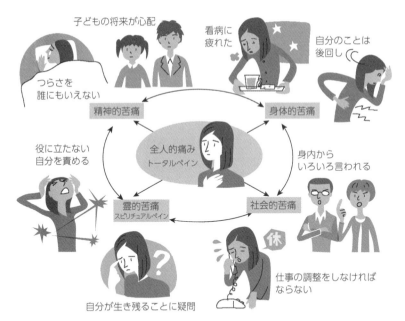

子どもの将来が心配

看病に疲れた

自分のことは後回し

つらさを誰にもいえない

精神的苦痛

身体的苦痛

役に立たない自分を責める

全人的痛み
トータルペイン

身内からいろいろ言われる

霊的苦痛
スピリチュアルペイン

社会的苦痛

自分が生き残ることに疑問

仕事の調整をしなければならない

図 2-2　家族のトータルペイン

見かけたら、少しでも声をかけてほしいものです。

　本人だけでなく、家族もトータルペインを経験しています（図2-2）。身体の疲労、仕事の調整、職場での気兼ね、経済的な不安、親戚とのやりとり、自分で抱え込む心の負担、自分は役に立っていないという思いなどを抱えていることを推測し、少しでも苦悩の表出を促すようかかわります。

 事例

母の病状悪化を受け止められず　不安の訴えが強い娘へのかかわり

■事例の概要

　Ａさん、80歳代、女性。胃がん末期で入院。毎日付き添っている娘は入院当初から緊張が強い様子がみられ、硬い表情をしていました。
　医師からＡさんの予後は週単位であると告げられた娘は、落ち着

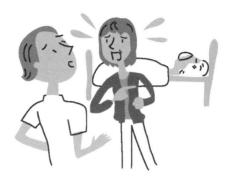

いて説明を聞いており、状況を理解していると思われました。しかし、状態が変化するたびに看護師を引きとめて「今はどういう状態ですか？」と繰り返し確認します。看護師の説明を聞き、「そうなんですね。つらくないようにしてあげたいです」と答えました。

　入院10日が経過した頃からＡさんの病状が急激に悪化し、意識も低下しました。娘は「どうして声をかけても起きないんですか？　昨日まで返事もしていたのに、どうしてですか？　このまま母は亡くなってしまうんですか？　そんなの信じたくないです。どうにかしてください」と口調を荒げて訴えました。

　看護師は、毎日Ａさんに献身的に寄り添ってきた娘の心情を受け止め、「そばにいてとてもおつらい気持ちになりますね」と声をかけました。そして、娘の反応をみながら今の状態を伝え、残された時間のなかで共にできるケアを考え、サポートを保証しました。

■事例の分析

　娘の不安定な言動は、日々刻々と状態が変化していくことを目の当たりにし、近い将来Ａさんを失うことへの不安ややりきれない気持ちから生じていました。病状についての説明を聞いて、頭では理解しようとしていても、現実を受け止めることが困難だったととらえることができます。大切な人を失うことを予期することで発せられる否認や怒りなどの感情は、様々な表現で医療者にぶつけられることがあります。このように、死が近づくに伴い、家族は予期悲嘆として気持ちを表出することがあります。

　予期悲嘆は、喪失を受け入れるために必要なプロセスです。看護師は家族の思いを受け止め、理解を示す姿勢をもって接することが

重要です。それぞれの家族によって思いや価値観は様々です。看護師は、家族が患者の状態をどのように理解しているのかを把握し、家族の受け止め方に応じたケアを考え、対応をすることが求められます。

　予期悲嘆への援助で大事なことは、まずその存在に気づくことです。そして、患者の状況に家族の理解が追いついているか、気になる言動はないかなど、チームで共有します。予期悲嘆の段階から丁寧にかかわることは、死別後のグリーフの過程に良い影響をもたらします。

2 家族へのアプローチ

　まずは家族の様子を観察し、その変化や様子に応じて声をかけることで、家族のことも気にかけているというサインを送ります。遺族に看護師について思い出すことを尋ねると、「自分の体調を気づかってくれて、自分も見守ってもらえていたことを知って嬉しくて心強かった」と答える人も多くみられます。看護師の声かけをきっかけにして、家族は自分の気持ちを話せるようになり、看護師も家族の思いを理解して、患者同様にケアをしていくことができるようになります。「看護師さんに余分な手間はかけられないと遠慮した」ということも、よく遺族が話すことです。日々の多忙な業務のなかでも、ほんの少し立ち止まるなど余裕のある様子をもって声をかけると、家族も心の内を明かしてくれるのではないでしょうか。

　信頼関係が深まれば、家族は看護師に自分の苦しさを話してもよい、頼ることができると思うようになり、家族の抱える苦悩を少しでも軽くする手助けができます。

家族の言葉から

看護師「お疲れのご様子ですね。休息はとれていますか」

患者の妻「自分のことは仕方ないです。私は病気じゃないですから。それに、少し無理しても来てあげないと寂しいだろうし」

看護師「どなたかにお気持ちを話されましたか」

患者の妻「息子には自分のことまで心配をかけたくないし。家に帰る自転車に乗っているときだけが唯一自分の時間なので、思い切り泣きながら帰っています。でも玄関に着いたら、しゃんとして元気にしています。元気な私を見せていたいので」

看護師「そうですか。私でよければいつでもお話をお聞きします。ご自身が倒れてはいけませんから、少し休む時間をとってください。明日は少し遅めにいらしても大丈夫ですよ。その間はお任せください」

患者の妻「そうですね。明日は少しゆっくり来ます。私が倒れたらどうしようもないですからね。ありがとうございます」

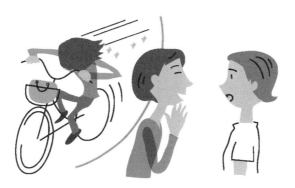

亡くなることが予測される時期が近づいてきたら、患者と家族が心残りなくお別れの時間を過ごせるような環境を提供します。それは最善の看取りの場を整えることにもつながります。

１ 看取りのパンフレットの活用

予後が週単位にさしかかってくる時期には、個人差はありますが、病状の変化に伴って身体の変化がみられます。多くは自然の経過のなかで現れてくる症状であるため、家族が慌てずに対応できるように、事前に家族と確認しておくことが必要です。緩和ケア普及のための地域プロジェクトで紹介されている看取りのパンフレット「これからの過ごし方について」[3] や、ホスピス財団のウェブサイトからダウンロードできる「旅立ちのとき–寄りそうあなたへのガイドブック」[4]（図2-3）は、今後起こり得る症状や状態についてイラストを用いてわかりやすく説明しています。緩和ケア病棟においては多く活用されていますが、一般病棟でも活用するとよいでしょう。

２ 看取りに向けての話し合い

施設によっては、医師からの病状説明を行ったタイミングで家族の心情などを考慮しながら、パンフレットを活用し看取りに向けて話し合う場を設けています。看護師は説明を行う場をセッティングし、家族の気持ちを確認し、理解を示しながら対応します。一方的な説明とならないよう、家族が患者の様子をみてきた状況と照らし合わせながら、家族の反応や心情にも配慮して説明します。パンフレットを用いることで、説明を聞けなかったその他の家族にも見てもらうことができ、看取りに向けた準備につながります。

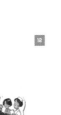
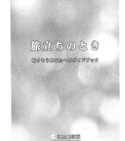
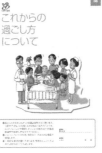

図 2-3 　看取りのパンフレットの活用

| 3 ）　環境の整備

　これまで同室の患者に気兼ねしてできなかったことがあれば、できるように個室に移動するなど配慮をします。個室への移動時期は病院や病棟の状況にもよりますが、残された時間を家族や親しい人たちと過ごせるようにできる限り環境を整えます。

　死に向かって別れの寂しさや不安、心細さを感じているのは、患者や家族、友人も同じです。その気持ちを分かち合い、これまでの幸せな思い出を語り合えるよう、また家族としての集大成が図れる

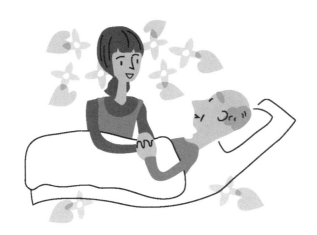

時間を過ごせる場であってほしいものです。夫婦や親と子など、同じベッドで添い寝することやお互いに抱きしめ合って眠れるなど、家であれば最期の時間に当たり前にかなえられることが、病院でも行えるように配慮します。

　また、長い闘病で家族の疲労はピークを迎え、身体的にも精神的にも限界に近づきつつある時期です。家族にとって病院は自宅のようにくつろげる場所ではないので、少しでも休める場所を用意します。緩和ケア病棟には家族室などの静かに休める場所がありますが、一般病棟でも周囲の目を気にして気疲れすることがなく過ごせ、簡易ベッドやソファベッドがあって日中も横になって休んだり、泊まったりできる場所があることが望ましいです。

 文　献

1）森田達也, 白土明美 (2015). 死亡直前と看取りのエビデンス. 医学書院, p.4, 10.
2）Hui D, dos Santos R, Chisholm G, et al (2014). Clinical signs of impending death in cancer patients. Oncologist, 19 (6)：681-687.
3）緩和ケア普及のための地域プロジェクト (厚生労働科学研究 がん対策のための戦略研究). これからの過ごし方について<http://gankanwa.umin.jp/pdf/mitori02.pdf> ［2020．April 20］
4）恒藤暁 (監) (2015). 旅立ちのとき?寄りそうあなたへのガイドブック. ホスピス財団. <https://www.hospat.org/assets/templates/hospat/pdf/tabidachinotoki.pdf> ［2020．April 20］

看取り期の支援、死亡時の対応

1 ▶▶ 尊厳をもった死を迎えるための支援

1 家族への声かけ

　看取りが近い状況になると患者の意識は低下し、声かけなどに対する反応も少なくなります。そのようなとき、家族はどうしたらよいのかわからず、患者に近づくことや声をかけてもいいのか迷うなどの場面を見かけます。

　意識がない状態でも聴覚は残っており、言葉の内容は理解していなくても音として認識している可能性があるといわれます。家族には、患者に声が届いていることを伝え、今までどおり声をかけるよう伝えます。たとえば、「○○さんに今までと変わらず声をかけてあげてください。お返事することは残念ながら難しい状況ですが、皆さんの声はきちんと聞こえていますよ。誰が来ているかは感じ取っておられると思いますよ」「手を握ったり、擦ったりしてあげてください」と伝え、どのようにしてよいのか困っている家族に対して具体的な方法を伝えます。

また、看護師が最期まで意識があるときと同様に声をかけながらケアをすることで、家族にとって患者が大切にしてもらえているという思いにつながります。たとえば、「○○さん、これからお身体をきれいにしますね」「お身体の向きを変えますね」「お口のケアをしますね。さっぱりしましたか」など、今までどおり患者へ細やかに声をかけるなど、尊厳をもったかかわりを継続します。

▎2　モニター類の調整

　緩和ケア病棟では心電図モニターを装着せず、ゆっくりと様子が変化するのを見守りますが、一般病棟では多様な状態の受け持ち患者がいて、付ききりになれないこともあり、皆で状態を把握するために心電図モニターやサチュレーションモニターを装着していることが多いのが現状です。また、モニターをつけているのは、脈拍や血圧を測ることが大きな意味をもたない段階で、唯一の状態を把握する手段でもあります。

　モニターは、可能であればナースステーションに置きます。死の瞬間に向けて、家族がただモニターの刻む音を聞き、波形が平たんになるのを見つめて、後から思い起こして、お別れを言えなかった、最後の思い出はモニターの音だったとならないように配慮します。

▎3　モニタリングの見直し

　この時期に、体温や血圧、血糖値など無用な測定を形式的に行い、「この期に及んで、今必要なことなのか」と家族が疑問を訴えることがあります。継続の指示に疑問をもったら確認し、必要がないことは中止します。

　家族の不安や気がかりを取り除くのは、患者本人が最期まで苦痛が少ないことや、人として大事にされて逝くことです。それがかな

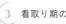

えられなかったという記憶は、死別後の悲しみを長引かせる原因になります。

4 医療者の配慮

死期が近くなったら、医師や看護師は頻繁に病室を訪問し、家族に声をかけ、気づかいます。家族は患者の死に向けて緊張が高まっており、自分たちだけで見守ることに不安を感じています。また、医療者に放置されているという気持ちを抱かせないように、これまで以上に心を配り、寄り添います。

2 死亡時の対応と死亡確認

家族は、主治医による死亡確認や臨終での立ち会いを望んでいるが、もし死亡確認や立ち会いができなくても、家族の心理的なつらさを強めることはないという調査研究[1]があります。主治医や看護師が臨終までに頻繁に部屋を訪れ、患者の診察や家族への対応を行えば十分であると家族は考えていることが示唆されています。

医師による死亡診断は、一般的には表3-1のように行われます（死亡後の医師の診察については、第Ⅱ部「5　死亡時の対応②訪問宅に着いてから」参照）。

死亡確認の際、看護師は、医師と共に家族の対面に立つのではな

表3-1　医師による死亡確認

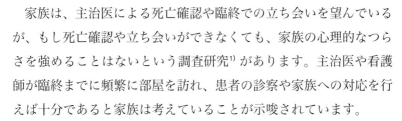

①心肺拍動、呼吸の停止の確認
　　聴診器を使用して胸部を聴診し、心音・呼吸音の停止を確認する。橈骨動脈・頸動脈を触診し、心電図モニターで、脈拍がないことを確認する
②脳機能の停止の確認
　　ペンライトの光を瞳孔に当て、散瞳し対光反射が起こらないことを確認する
③死亡時刻の確認
④家族に死亡を告げる

く、家族の様子を観察し声をかけやすい家族のかたわらに立つとよいでしょう。

3 ✈ 死亡診断に間に合わない家族への対応

　患者の最期を看取りたいと希望する家族は多いため、医師が死亡診断を行うにあたって、立ち会えない家族を待つかどうかなど、立ち会いの意向を家族に確認しておきます。

　ずっと付き添っていた家族に、着替えなどのため少しの時間、家に帰ってきても大丈夫ですかと聞かれることもあるでしょう。その場合、亡くなる瞬間を予測することは難しいので、できれば誰かに残っていただくようお願いします。交代する人がいない場合、連絡方法を確認し、もしかすると間に合わない場合があることをあらかじめ伝えます。まだ大丈夫と伝えたために間に合わなかった場合、家族はもちろんのこと、それを伝えた医師や看護師にも大きな心の傷を残すことがあります。

　立ち合いを希望していた家族が臨終に間に合わなかった場合でも、その後の家族の抑うつや複雑性悲嘆との有意な相関はなかったという報告[2]もあります。この研究では、むしろ、「患者が大切な人に伝えたいことを伝えたか」ということが関係しており、患者が亡くなるまでの家族と患者の互いのコミュニケーションの促進に対する医療者の配慮がより大切であるということが指摘されています。したがって、看取りのときを迎えるまでの残された時間のなかで、家族が患者と過ごす時間を大切にする配慮や、訪室の際の患者の症状緩和を図るための細やかな対応、家族へのわかりやすい説明、気持ちへの理解を示すなど、医療者の姿勢が求められています。

　死への瞬間の立ち会いにこだわるのではなく、「看取るプロセス

看護師の言葉から

「患者さんの容体が徐々に悪くなられて、部屋に入りきれないほど大勢の家族がいらっしゃいました。夜遅くになり、医師とも相談し、『今日、明日にお亡くなりになる状態ではないと思うので、ひとまず明日の朝おいでになるのはいかがですか』と伝えたところ、皆さんがお帰りになりました。けれど患者さんは突然に急変し、明け方亡くなってしまいました。『なぜ昨晩帰らせたんだ。なぜ大丈夫と言ったんだ』とひどく責められました。その後に『あのときは強く責めて申し訳ありませんでした』と謝ってくださいましたが、自分は家族の大事なお別れの時間を奪ってしまったのだと思いました。何年も前のことですが、思い出すと今でもつらくなります」

にかかわれたことがよかった」と伝えることが大事であるとされており[3]、間に合わなかったとしても、これまでの過程が悔いのない日々だったと思えるように、家族とかかわることが大事です。

4 ➤➤ お別れの時間の確保

医師の死亡診断後、すぐに処置を始めることは、家族の悲しみに寄り添う態度でないことは承知していると思います。たとえ病棟が忙しい状況にあっても、本人にとっても家族にとっても一度限りのお別れのときです。その死に敬意を払っていることを態度で伝えたいものです。

遺族にとっては、体の温かみが残っているうちに触れたり話しかけたりする時間はとても大切です。これまでの闘病をねぎらい、思い出を話す家族もいます。

まずはできるだけ機械類やチューブなどをはずして自然に近い状態にします。その際も、生きているときと同様に患者や家族に声を

かけながら丁寧に行いましょう。

　家族によっては担当の看護師と一緒にこれまでの思い出を語り合いたいという人もいます。そのようなときは一緒に話をして分かち合うこともあります。しかし、そのようなときも家族や友人だけの時間がもてるように配慮し、「後ほどお体をきれいにし、お着替えをさせていただきますが、しばらく皆さまでゆっくりお過ごしください」と声をかけます。

　退室する際は、エンゼルケアのセットやリネンのカートを家族の目に触れる場所に置きっぱなしにしないよう注意します。遺族を悲しませたり失望させたりしないよう、配慮することが大切です。

 遺族の言葉から

「思い返すと、亡くなる前に部屋の前の廊下にシーツを入れる入れ物が用意されていました。そのときはそれどころではなかったけれど、思い出したときにとてもショックを受けました。まるで死ぬのを待っていたかのようです。次に入院する人のために早く片づけなくてはいけなかったのかなとは思います。でも正直に言うと、見たくなかったです」

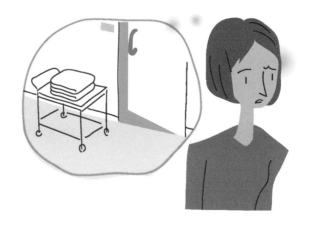

5 病理解剖が行われる場合

　病理解剖が行われる場合は、医師から解剖が必要なことについて説明があります。病理解剖の意義は、診断の妥当性や死因の確認、治療効果の確認などがあります。

　解剖から身支度まで、おおよそ3時間かかります。予想される時間を伝えて、家族がただ待たされているという状況にならないように気を配ります。家族は葬儀の手配や、着せたい服を取りに帰るなどの時間が必要です。また、ずっと付き添っていて食事をしていないこともあるので配慮しましょう。

　解剖件数が多く、翌日になる場合は、ご遺体を解剖室の冷蔵庫でお預かりすることもあります。

6 帰宅路の確認

　家族がお別れの時間を過ごし、少し落ち着いたところで、契約している葬儀社や冠婚葬祭の互助会に入っているかを尋ねます。「どのようにしてお帰りになるか決まっていらっしゃいますか」と尋ねると、なかにはまったく当てがないという人もいます。その際は、病院で契約している葬儀社や連携している葬儀社、近隣の葬儀社の場所や料金などのリストを渡します。料金が折り合わないとトラブルになるので、細かな内容は家族にお願いします。

　最近では、高齢の夫婦や家族が少ない場合など、また経済的な理由で直葬という方法で、葬儀をせずに火葬する場合があります。直葬が増えてきている（図3-1）[4]ことで、ご遺体の預かりと搬送を請け負う葬儀社も増えていますが、なかには直葬を受けていない葬儀社もあるので、事前に確認します。

第Ⅰ部

病棟編

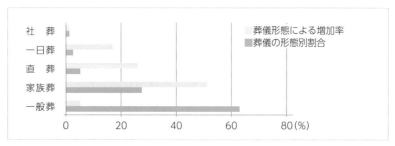

図 3-1　葬儀形態による増加率と葬儀の形態別割合

公正取引委員会（2017）. 葬儀の取引に関する実態調査報告書. より作成
直葬の割合は 5.5%、増加率は 26.2%。

　直葬は近隣との付き合いの少ない都市部に多い傾向があります。直葬は家族が自分たちらしい葬儀として選ぶこともありますが、経済的な問題で直葬を選択するしかなく、きちんとした葬式がやってあげられないという罪責感をもつ家族もおり、そのような場合はこれまでの看取りの過程をねぎらい、決して不義理なことではないことを伝えます。

 遺族の言葉から

　亡くなった患者の妻が、霊安室で「直接火葬場に行くんです。治療でお金がすごくかかってしまったから、普通のお葬式はしてあげられないです。故人にはかわいそうかもしれません。でも仕方がなくて…。いいですよね。いけないですか？」と不安げに話しました。
　長期間化学療法を続けて経済的な負担が大きいことを、以前から本人からも聞いていた看護師は、妻の献身的な看病をみていたので、「一生懸命尽くされたことを、ご本人は十分理解されていると思います。これまでのおふたりの関係や過程が何より大事ですよ」と伝えました。

7 → 事務連絡、書類の作成

　死亡確認後の事務連絡の方法については、各施設のマニュアルで確認しておきます。

　日勤帯で亡くなったときは、事務部門への連絡は管理者が行いますが、夜間の場合は管理師長へ連絡します。死亡届の記載内容の確認を管理師長が、もしくは死亡診断を行った医師が行うなど、それぞれの施設によって異なるため、慌てないようにあらかじめ確認しておきましょう。

　また、施設によって提携している葬儀社などが常駐している場合もあり、病院から出た後の流れに関して遺族と相談します。

　ご遺体を自家用車で搬送する場合は、医師の記載する死亡診断書の携帯が必要です。死亡診断書は、人間の死亡を医学的、法律的に証明するものです。亡くなった人を診療した医師が、死亡に至るまでの過程を可能な限り詳細に記入します。死亡診断書がなければ、亡くなった人は法的には生存しているとみなされるため、火葬や埋葬をすることができませんし、課税や年金の支給も継続されます。

　死亡診断書には、表3-2[5]の内容が記載されます（第Ⅱ部「5　死亡時の対応②訪問宅に着いてから」図5-1参照）。

表 3-2　死亡診断書の記載内容

1.　氏名、性、生年月日
2.　死亡した日時
3.　死亡した場所
4.　死亡の原因
5.　死因の種類（病死・自然死、あるいは外因死、不詳の死）
6.　外因死の追加事項（死亡の状況など）
7.　生後 1 年未満で病死した場合の追加事項
8.　その他特に付言すべきことがら
9.　診断年月日、病院名、医師の氏名など

厚生労働省医政局（2020）. 死亡診断書（死体検案書）記入マニュアル. 令和 2 年度版.

第Ⅰ部

病棟編

死亡診断書は医師の記載後、病院の事務で控えをとり、遺族に渡します。本人の氏名や生年月日などが間違っていないか家族に確認してから渡しましょう。

1）新城拓也，森田達也，平井啓，他（2010）．主治医による死亡確認や臨終の立ち会いが，家族の心理に及ぼす影響についての調査研究．Palliative Care Research，5（2）：162-170．

2）大谷弘行（2016）．家族の臨終に間に合うことの意義や負担に関する研究．遺族によるホスピス・緩和ケアの質の評価に関する研究3（J-HOPE3），p.108-113．

3）矢吹拓（2017）．臨終時の対応―病院の場合．木澤義之，山本亮（編），いのちの終わりにどうかかわるか，医学書院，p.230．

4）公正取引委員会（2017）．葬儀の取引に関する実態調査報告書．＜https://www.jftc.go.jp/houdou/pressrelease/h29/mar/170322_2_files/170322honbun.pdf＞［2020．April 20］

5）厚生労働省医政局（2020）．死亡診断書（死体検案書）記入マニュアル．令和2年度版．＜https://www.mhlw.go.jp/toukei/manual/dl/manual_r02.pdf＞［2020．April 20］

エンゼルケア
（死亡後の処置）

4

1 ➤➤ グリーフケアとしてのエンゼルケア

　長らく慣例的に行われてきた死亡後の処置は転換期を迎え、死亡後の身体的な変化を踏まえた遺体管理法を取り入れ、保清や身だしなみの整えを基本として、家族の意向を重視し柔軟に沿う方向となり、「エンゼルケア」とよばれるようになりました。エンゼルケアは、死亡後に行われるケア全般を指し、さらにエンゼルケアでは、ナースのコミュニケーション力が重要であるとされています[1]。

　エンゼルケアは、看取り後のまだ茫然としている家族や友人など遺された人の気持ちに寄り添って声をかけることから始まり、保清、エンゼルメイク、お見送りまでを含むケアといえます。そのため、「3　看取り期の支援、死亡時の対応」で述べたこともエンゼルケアと理解してよいでしょう。

　死に向かうなかで、たとえ患者に意識がないとしても、触れると温かく、呼吸のたびにかすかに揺れていた体も、血の通った肌の色も、死亡診断を受けたその瞬間から変わっていきます。身体は完全に動きを止め、徐々に体温が下がり、肌も血の気を失います。

家族はその明らかな変化から、二度と命が戻らないことを強く実感します。看護師は、現実の死に向き合うことからグリーフが始まることを意識し、その心に寄り添いながら、一つひとつ声をかけ反応を確かめながらケアを進めていきます。

　平均寿命が延びている高齢化の現代では、初めての死別体験である人も多く、家族はこれから何が行われるのか、自分たちは何をすべきか、経験したことのない不安のなかにいますので、丁寧に説明しながら導いていく必要があります。

　生前と同じような丁寧なケアのなかで、よい死が迎えられたと感じられれば、これからのグリーフワーク*の助けとなります。

2 ▶▶ エンゼルケアの流れ

　前節で述べたように、亡くなった後に家族の時間をもち、帰宅までの手順を確認したら、患者の体をきれいにし、身支度を整えていく旨を伝えます。看護師と一緒にできることを説明し、参加の意向を尋ねます。

　家族にとっては、患者の死をはっきりと意識しながら、本人へ行う初めてのケアです。また、体を拭いたり洗髪をしたりと最後に本人に触れる大事な機会です。ただし看護師の気持ちで無理強いすることがないよう、様子をみながら負担なくできることを行います。

　このときに、黙々と処置を行うのではなく、本人と家族の闘病をねぎらい、思い出を語り合いながら行うとよいでしょう。最後に自分の手で送り出す準備ができたということは満足につながり、家族のグリーフケアになることも多いのです。

　開始の適切な時間については、死後30分以内、遅くとも死後1時間以内に口腔ケアを終了する必要があるため（後述）、お別れの時

＊：グリーフワーク：身近な人と死別して悲嘆に暮れる人がたどる心のプロセス。

間はそれを見越して伝えておきます。

　エンゼルケアの流れを図4-1[2]に示します。

　どのケアを行うときも、患者が生きているときと同じように声を
かけながら行います。家族の反応を確認し、希望もそのつど聞きな
がら行います。

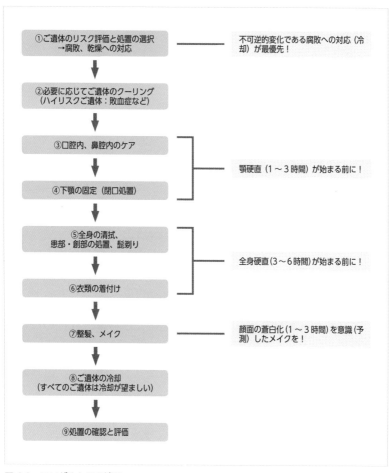

①ご遺体のリスク評価と処置の選択
　→腐敗、乾燥への対応

不可逆的変化である腐敗への対応（冷却）が最優先！

②必要に応じてご遺体のクーリング
　（ハイリスクご遺体：敗血症など）

③口腔内、鼻腔内のケア

④下顎の固定（閉口処置）

顎硬直（1〜3時間）が始まる前に！

⑤全身の清拭、
　患部・創部の処置、髭剃り

⑥衣類の着付け

全身硬直（3〜6時間）が始まる前に！

⑦整髪、メイク

顔面の蒼白化（1〜3時間）を意識（予測）したメイクを！

⑧ご遺体の冷却
　（すべてのご遺体は冷却が望ましい）

⑨処置の確認と評価

図4-1　エンゼルケアの流れ

伊藤茂（2009）．ご遺体の変化と管理．照林社, p.48. より引用

　患者の状態によって、点滴のルート、CVポート、胃瘻チューブ、ストーマパウチなど、体に挿入されているものがあります。頸部や鎖骨下のカテーテルは、抜去すると皮下出血を起こし、その後変色するため、痛々しい印象になります。抜かずにチューブを皮膚近くでカットし、切断部をボンドなどの接着剤で蓋をしてガーゼで保護するなどの方法をとります[3]。抜去する場合は、ガーゼを当ててテープで圧迫し、フィルム材で密封して漏れを防ぎます。

　CVポート、胃瘻チューブ、ストーマ用品は、火葬の際に問題はありませんが、ペースメーカーは火葬時に破裂するので、除去する場合は切開と縫合、防水処置を行います。最近は除去しないことが増えていますので、火葬場の職員の受傷事故を防ぐため葬儀社に伝える必要があります[2]。家族から葬儀社に伝えていただくようお願いします。

　口腔と目の汚れを放置すると、帰宅後に強い臭気を発するので、口腔と目の汚れはできる限り取り除きます[1]。

■口腔ケア

　下顎関節の拘縮は死後1〜3時間で発生するので、死後の口腔ケアは死亡確認から口が開かなくなるまでの30分以内、遅くとも1時間以内に終えます[2]。ガーゼや口腔ケアキットの物品で、口腔内の汚れをとります。口が閉じにくい場合は、下顎の下にタオルなどを丸めて入れておくとよいでしょう。

■眼内ケア

　綿棒などを用いて目元を拭くか、水で眼脂を洗い流します[1]。

筋硬直の死亡前の関与因子（表4-1）[2]

　筋の硬直は、死亡前の患者のATP（アデノシン三リン酸）量に相関するため、筋量の多い体型の患者は、やせた患者に比べると筋硬直が早く、強く始まり、持続時間も長くなる傾向にあります。

　死後硬直は、女性より男性、小児や高齢者よりも青年や壮年に早く、強く、長くなります。患者の状況を把握して硬直の発現時間を予測し、ケアの時間を考えます。

表4-1　筋硬直の死亡前の関与因子

性別	男性＞女性	周囲温度	高い＞低い
年齢	青年期＞小児 壮年期＞高齢者	季節	夏＞冬
		死亡前の経過	急死＞長期闘病
筋量	筋の多い体型＞痩せ	全身痙攣	＋＞－
体温	高体温＞低体温（平熱）	下顎呼吸	＋＞－

伊藤茂（2009）．ご遺体の変化と管理．照林社，p.22. より引用

3　体の保清

　最後の保清のケアであり、臭気対策としても重要です。

■シャワー

　緩和ケア病棟などで、人手が多い昼間の時間帯では可能ですが、一般病棟ではなかなか実現しにくい場合が多いかもしれません。生前は状態が悪く、入浴できなかった患者の場合、シャワー浴は清潔ケアとして家族の満足感が得られるとともに、分泌物も洗い流すことができ、臭気対策にもなります。石けん、シャンプー類は通常使用していたもので問題はありません。

　シャワー浴後は、生体とは異なり、皮膚を潤す汗や皮脂が分泌されないので、非常に乾燥します。すぐにクリームを塗布するなどの

スキンケアを行います。

　シャワーの温度は、34 ～ 39℃域の温度[2] がよいでしょう。

■清拭、手浴、足浴、シャンプー

　シャワー浴ができない場合は、清拭を行います。お湯に入浴剤やアロマオイルをたらすと、家族も入浴に近い気分を味わえます。また、手浴や足浴は家族が負担なくできるので勧めます。

　簡易的なシャンプーは、紙おむつを頭の下に敷いて行うことができます。髪も臭気の原因になるので、できる限り汚れを落とします。

■ひげ剃り、爪切り

　ご遺体は皮膚の弾力性がなく、傷がついても治らず、変色なども起こりやすいため、ひげ剃りはシェービングフォームやゲルを用いて滑らかにし、安全構造の剃刀を使用して行います。爪切りは、爪が乾燥しやすいので手浴後すぐに行います。

 綿詰め

　鼻腔や咽頭、腟、肛門の綿詰めは、現在はだんだんと行われなくなっています。エンゼルメイク研究会では、表4-2の理由から綿詰めを行わないという結論に至っています。

　体液が漏れることは、どうしても起こり得るため、その対処法を表4-3に示します。

表 4-2　綿詰めを行わない理由

①綿は栓の役割を果たさない
　　時間がたち腐敗が進んで体腔内圧が高まると、口や鼻に綿などを詰めていても流出するため
②家族が綿詰めにつらい印象をもつ
　　鼻腔や咽頭への綿詰めは、「生きているときと同様に気づかう」家族としては「息苦しそう」など、つらい印象をもつ場合があるため
③家族が取り除くのが難しい
　　詰めた綿に体液が染み、臭気を発生した場合、家族が取り除くのが難しい

表4-3 体液が漏れることに関する対処法

●漏れた体液は、適宜ティッシュや紙おむつなどで拭う
●移送中の漏れに備えて、顔の近くにティッシュや紙おむつなどを置いておく。その際に一時しのぎに綿詰めをしてもよい
●皮膚についた体液を拭う際には、脆弱な皮膚に負担をかけないよう、オイルを含ませた布などで拭う
●体液を吸収、拭う際には手袋を着用するなどについて、家族に説明しておく
●体液漏れは異常事態ではないことを家族に伝えておく
●体液漏れは腐敗の進行により体圧が上がることによって起こるため、綿詰めよりも冷却に注力する

 更衣

　家族と共に、ご遺体に服を着せます。体液の漏出を防ぐため、なるべく仰臥位で行います。

　看取りが近づき、パンフレットでの説明を始める頃に、最後に着せたい洋服や着物があれば、準備しておくことを家族に話します。

　着せた洋服が汚れないように、体液が出るおそれのある腟や肛門部などは紙おむつを当てておきます。帰宅時には、顔の周りにも紙おむつなどを当て、汚れを防ぎます。

　また、葬儀社で湯かん*やエンバーミング**を行う場合は、普段着や浴衣を着て帰宅することもあります。

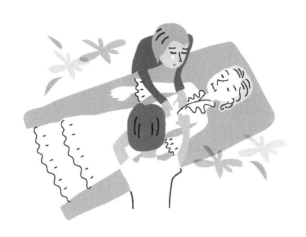

6　末期の水

　末期の水とは、臨終に立ち会った人たちが故人の口に水を含ませる儀式を指します。末期の水は、故人に対して行われる最初の儀式です。「死（に）水」といわれることもあります。これは、お釈迦様が亡くなるときに、「口が渇いたので、水を持ってきてほしい」と水を求め、無事に水を飲むことができ、安らかにあの世へ旅立つことができたことから、故人が安らかに逝けることを祈って行われます。

　最近では、末期の水に、本人の好きだった飲み物を使うことも多いため、家族へ尋ねることもあります[1]。

7　冷却

　ご遺体は、腐敗を防ぐために冷却する必要があります（表4-4）[2]。着替えのときが、冷却について説明する良いタイミングです。葬儀社が腐敗対策を行うまでのつなぎとして、病院でも冷却を始めます。

　ご遺体は、腐敗に適した培地と環境といえます。体内温度が下がるにも時間がかかるため、腐敗細菌の繁殖には好条件が揃っていま

表4-4　ご遺体を冷却するメリット（細菌への効果）

- 腐敗を引き起こす通性嫌気性菌は 36 ～ 37℃が至適発育温度で、10℃以下で発育は困難となる
- 5℃まで下げると腐敗は停止する
- ご遺体の腐敗の進行を低下させるには、腐敗に直接影響のある深部体温を 25℃以下に下げることが必要

伊藤茂（2009）．ご遺体の変化と管理．照林社，p.49. より作成

＊：湯かん：仏式の葬儀で、納棺する前に遺体を洗い清めること。
＊＊：エンバーミング（embalming）：遺体衛生保存。遺体に消毒、腐敗防止、保存、修復処理を施し、生前の容姿に近づけること。遺体からの感染を防ぐ目的もある。

す。また、死亡によって身体の恒常性が保たれなくなり、常在細菌叢の均衡が大きく崩れ、細菌群が異常繁殖して腐敗を進めます。腐敗は腹部、胸部、全身へと広がります。

腐敗には個人差がありますが、早く激しく進むと思われるご遺体（表4-5）には、冷却が必須と考えたほうがよいでしょう[1]。

冷却には保冷剤が適しています。保冷剤を当てる部位は、下腹

表4-5　腐敗が早く激しく進むと思われる患者の状態

- ●臨終前に高体温が続いた
- ●敗血症、重篤な肺炎
- ●肥満、糖尿病
- ●入浴中、サウナ内、高温環境下による高体温

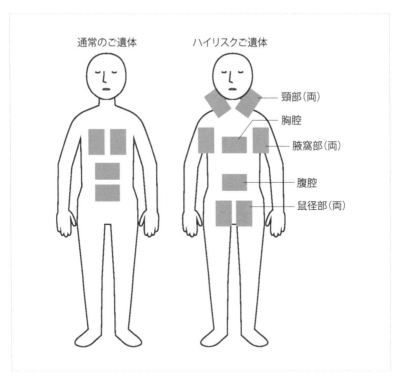

図4-2　通常のご遺体とハイリスクご遺体の冷却場所の違い

部、上腹部、胸部が必須で、リスクの高い場合には頸部、鼠径部、腋窩部にも当てます（図4-2）。

目安として、4時間以内に行います。腐敗が早く激しく進行すると思われる場合は、着替えが終わったらできるだけ早く冷却を始めます。

8 エンゼルメイク

故人のお顔は、家族のもつイメージに近づけるよう、話を聞きながら整えます（表4-6）[3]。その人らしさを出せるように、そして穏やかな死を家族の記憶にとどめられるように、気を配ります。

エンゼルメイクの詳細については、成書やDVDなどを参照ください[3] [4]。

表4-6　エンゼルメイクの手順とその目的

①クレンジングマッサージ：汚れの除去、穏やかな表情に
②蒸しタオルの使用：汚れの除去、穏やかな表情に
③乳液：保湿、乾燥防止、化粧下地
④クリームファンデーション：乾燥防止、血色を補う、顔色の調整
⑤フェイスパウダー：化粧崩れ防止
⑥チークカラー：血色を補い穏やかな表情に
⑦アイブロウ：その人らしさを表す
⑧アイライン、マスカラ：穏やかに目を閉じている印象に
⑨リップ：乾燥防止、その人らしさ

小林光恵（2018）．死亡後の処置，整容—お別れ支度のお手伝い．宮下光令，林ゑり子（編），看取りケア プラクティス×エビデンス，南江堂，p.90-92．をもとに作成

 文 献

1) 小林光恵（2011）．説明できるエンゼルケア—40の声かけ・説明例．医学書院．

2) 伊藤茂（2009）．ご遺体の変化と管理．照林社，p.22，48，49，53，56．

3) 小林光恵（2012）．もっと知りたいエンゼルケアQ & A［DVD付］．医学書院．

4) 小林光恵（2018）．死亡後の処置，整容—お別れ支度のお手伝い．宮下光令，林ゑり子（編），看取りケア プラクティス×エビデンス，南江堂．p.90-92．

5 お見送り

　患者が亡くなるということは、その患者を大切に思う家族にとって、一度きりのことです。そして看護師にとっても、世の中にたくさんの人がいるなかで、その人を看取ることになったその縁は一度きりのことです。どんなに多くの看取りを重ねても、決して同じ人、同じ看取りはないことを忘れないでください。看取りは、看護業務の一つではなく、人の命の終焉にかかわった大事な瞬間なのです。命への畏敬の念と残された人の幸せを願いながらお見送りをしてほしいと思います。

　できれば、かかわった看護師は、最後の挨拶を病室でしましょう。家族にとって、故人が病気と闘いながら、ここで信頼する医療者に支えられ、人として人生をまっとうできたと感じられることは、グリーフケア（「7　グリーフケア」参照）につながります。

1 病室からの送り出し

　すぐにお迎えの準備ができて葬儀社などが来る場合は、霊安室に行くことなく、直接病室から帰宅する場合もあります。

　霊安室で待機する場合は、病院で契約している葬儀社が入ってい

れば、その葬儀社の人が病室から霊安室へ搬送するので、昼間も夜間帯も看護師が霊安室に送り出すことはありません。そのようなシステムがない場合は、看護師が霊安室にお連れします。

霊安室へは、ベッド搬送用のエレベーターを使い、ほかの人が使用しないように注意します。エレベーターの位置や仕様について確認しておきましょう。霊安室へは、家族も一緒に案内します。お見送りできる看護師は、エレベーター前で挨拶をします。

これまで霊安室は地下につくられることが多かったのですが、最近建築された病院では、霊安室を明るい場所や建物の一番上につくるなど、最期を送るための工夫や配慮がされ始めました。

2 ✈ 霊安室での挨拶

お迎えが来てお別れの準備が整うと、霊安室から連絡があります。医師と管理者、受け持ち看護師が霊安室に出向き、最後の挨拶をします。

最近では線香のにおいが気になるという人もいて、焼香などは少なくなりつつあるようです。その代わりに、献花という方式が増えています。地域や宗派によるしきたりも考慮し、本人と家族の希望で行います。

初めての場合、焼香や献花の作法などが気になるかもしれませんが、それよりも、心を込めてお別れをすることが一番大切なことです。

3 ✈ 帰宅の順路の配慮

霊安室が出口と違う階にある場合、エレベーターを降りてすぐのところに出口があるか、霊安室に直接出口がある病院が多いです。

そちらに帰宅する車をつけます。特に自家用車で帰る場合には、通常の駐車場とは異なるので、家族へ順路を伝えます。

4 ≫ 病院を後にするときのお見送り

　車が出るときに、家族に最後の挨拶をします。車の後ろから礼をして、車が見えなくなるまでお見送りをします。本人へのねぎらい、家族へのねぎらいと健康を祈って見送ります。

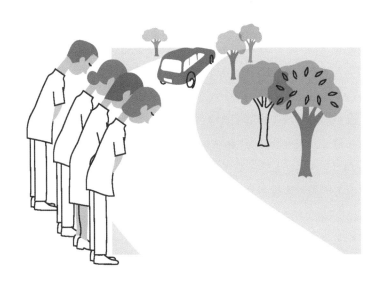

6 病室の整頓

1 >> 忘れ物の確認

　家族が帰る前に、病室のロッカー、引き出し、ベッドのなか、洗面台などに、大事な持ち物や思い出の品などが残っていないか確認します。家族は悲しみや疲労で注意が散漫になっており、見落とすことも多いので注意して見直します。

　特に、枕の下は見落としがちです。枕の下にお札やお守り、写真などを入れていることがあるので確認します。お札やお守りは返納することもあり、また十字架などは形見に受け継ぎたいという思いがあり代えがたいものです。千羽鶴や手紙、闘病を支えていただきものなどを一緒に火葬したいという人もいます。

　家族は忘れ物に気づいても、帰宅後は葬送儀礼の忙しさで、精神的にも身体的にも引き取りに来る余裕がありません。そうした負担を避けるために、忘れ物の確認は大事なことです。医療者は「もう必要ないものではないか」と思うかもしれませんが、家族にとっては思いの込められた物かもしれません。

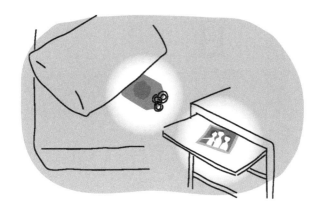

　遺族が、大事なものを病院に残してきてしまったという気持ちをずっと心のなかに残さないですむように、最後の持ち物チェックは念入りに行ってください。

２ リネンの扱い方

　家族が帰宅したら、次の人の入院に備えて部屋を整えます。

　感染症がない場合は、通常どおりにリネンをはずし、洗濯用カートに入れます。その際も、シーツや布団カバーに忘れ物がないか、丁寧に確認します。

　患者に感染症があった場合は、院内のプロトコールに従いますが、生前と同じ手順で、エプロンや手袋、マスクを着用し、ほこりを立てないように丁寧にリネンを扱い、専用のビニール袋やカートに入れるなど、部屋の外へ感染を広げないようにします。部屋の清掃と同時にベッドを消毒する必要があるので、そのままにしておきます。消毒剤で柵などを清拭しておくとよいでしょう。

　リネンの交換やベッドメイキングは病院の手順によって違いますが、日勤帯の場合は管理者が業者を手配する、もしくは看護助手が行います。夜勤帯の場合は、日勤帯までそのままにしておくことが

多いでしょう。もしくは、リネンだけを看護師がはずしておくという場合もあります。

　院内の清掃担当部署へ連絡します。感染症があった場合は消毒の必要があるため、その旨を伝えます。日勤帯では管理者やリーダーが手配する場合が多いのですが、夜勤帯での看取りは、日勤帯になってからの連絡になります。自身が直接かかわることはないかもしれませんが、手順を理解しておきましょう。

　清掃が終われば、ベッドメイクしたベッドや椅子、床頭台などを部屋に搬入します。これは看護助手の仕事であることが多いです。

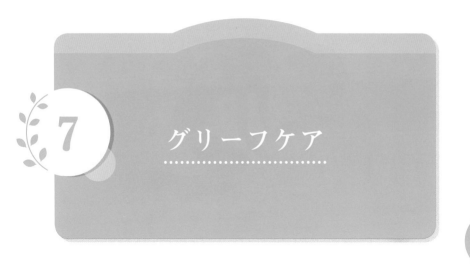

7 グリーフケア

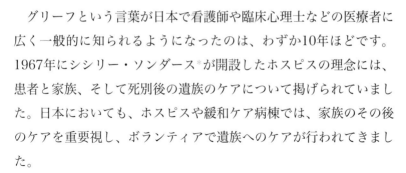

1 死別の喪失とグリーフ（悲嘆）

　グリーフという言葉が日本で看護師や臨床心理士などの医療者に広く一般的に知られるようになったのは、わずか10年ほどです。1967年にシシリー・ソンダース＊が開設したホスピスの理念には、患者と家族、そして死別後の遺族のケアについて掲げられていました。日本においても、ホスピスや緩和ケア病棟では、家族のその後のケアを重要視し、ボランティアで遺族へのケアが行われてきました。

　グリーフとは、死別の喪失の衝撃によって起こる身体、感情、認知、行動、スピリチュアルな面でのあらゆる反応を指します（表7-1）[1]。グリーフの状態にあるということは、愛着の対象を失い、これまで育んできた愛着を断ち切られ、苦痛を経験しているということです。これまで安心の拠り所であった「想定の世界」が崩壊した状態にいることで、これまで当然のこととして続くはずだった世

＊：シシリー・ソンダース（Cicely M.S.Saunders）：1918 年、イギリス生まれ。医師、著述家。ホスピスは、1967 年、ソンダースによって開設されたロンドン郊外のセントクリストファー・ホスピスに始まる。

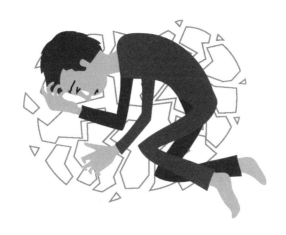

表 7-1 死別に対する反応

身体的反応	動悸、息切れ、のどの渇き、疲労感、頭痛、四肢の痛み、不眠、食欲不振、免疫機能・内分泌機能の低下
感情面の反応	深い悲しみ、心痛、寂しさ、恋慕、怒り、戸惑い、落ち込み、後悔の念、罪悪感、孤独感、不安
認知面の反応	死が信じられない、死を否定する、記憶力・集中力の低下
行動面の反応	故人をさがす、待つ、緊張する、泣く、社会的引きこもり
スピリチュアルな反応	「なぜ人は死ぬのか？」「自分は何か間違っていたのだろうか」「人は死んでからどこに行くのか」など哲学的な質問をする

鈴木剛子（2014）. GCC グリーフ・カウンセラー養成講座（基礎編），資料グリーフ学・アタッチメントとグリーフ．より引用

界は、一人の中心人物を失い、人生における当たり前の仮定の多くが崩れてしまった状態といえます。

2 遺族の心理過程

1 通常のグリーフ（ノーマルグリーフ）

グリーフは死別後に誰もが通る過程（プロセス）で、自然な反応

表7-2 ニーメヤーのグリーフのフェーズ（局面）

フェーズ	特徴
回避のフェーズ	●死に直面し、ショックで無感覚状態になり、現実把握ができない ●愛する人の死は、容易に受けとめられない ●喪失の全体像が見え始める ●喪失のつらさを回避するために、死を否認する ●喪失に抗議し、往々にして周囲の人間に怒りとして表現される ●感情が感じられない ●そして次第に感情の波が襲うが、感じないようにする
同化（直面）の フェーズ	●喪失の現実はいつまでも回避できない ●愛する人の不在は否定できない ●会いたい気持、恋しさがつのり、激痛や寂寞感に襲われる ●人に苦しみを話したいが、できない（ほかの人にはわかってもらえない、話してもわかってもらえないと失望する） ●抑うつ状態に陥る。引きこもりになる ●身体的不調。怒り、後悔、自責感がつのる ●絶望、無気力、虚無感に苛まれる ●社会生活や経済的問題などの二次的喪失に気がつく
適応のフェーズ	●愛する人の生還を諦める。激しい感情の波がなぐ ●現実に目を向ける。将来が不安 ●愛する人のいない生活に適応する ●適応が進むことに罪悪感を募らせる ●新しい生きがい、目的をさがす

Neimeyer RA（著），鈴木剛子（訳）（2006）．「大切なもの」を失ったあなたに—喪失をのりこえるガイド．春秋社．より引用

であり病気ではありません。遺族の心理過程には、ニーメヤー*が述べる3つのフェーズ（局面）があります（表7-2）[2]。回避のフェーズでは、死を否認することや真っ向からつらさを受け止めることを避けながら過ごし、同化（直面）のフェーズでは徐々に死別に向き合おうとします。そして適応のフェーズでは愛する人のいない生活に適応しながら、自分の生きる目的を見出そうとします。通常のグリーフの過程は、この3つのフェーズを行きつ戻りつすることで癒されていきます。これをグリーフサイクルといいます。グリーフは、すべての人が同様の過程をたどるわけではなく、死別の

＊：ロバート・A・ニーメヤー（Robert A. Neimeyer）：メンフィス大学心理学部教授。臨床家、雑誌『Death Studies』の主宰者。

状況や故人との関係性、その人の人柄や対処の仕方によっても異なります。

　グリーフは、患者の死を意識したときから始まり、その最終地点は遺された人の一生の終わりです。すなわち、その人は生涯をかけて、いなくなった人の人生に適応していくのです[2]。しかし、周囲の人がそれを理解せず、早い回復を期待すると、遺された人はつらい思いをすることになります。

　忍耐強く話を聞き、故人の思い出を分かちあえる人が周囲にいれば、それが糸口となり、変化した人生の立て直しへの一歩が踏めるかもしれない、気にかけてあげる以外の手助けのルールはない、とニーメヤーは述べています[2]。

2　複雑化したグリーフ（複雑性悲嘆）

　かつて病的なグリーフとよばれてきたもので、グリーフサイクルに行き詰まった状態をいいます。グリーフをまったく経験しない、グリーフが慢性化する、グリーフが過剰で生命を脅かすほど重症であるなどの場合をいい、専門家の介入が必要になります。深刻な罪悪感、自殺念慮、極度の絶望感、長期に及ぶ興奮やうつ状態、生理的症状の長期化、制御できない怒り、仕事や日常生活の雑事をこなす能力が損なわれる、薬物やアルコール依存症などの状態に陥ります[3]。

　要因としては、トラウマ（心的外傷）が生じるほどの死亡時の状況、故人との非常に深い愛着関係や過度に依存的な関係、または葛藤や愛憎があり、また過去の未解決な問題や死別による経済的な問題が関与していることがあります。

3 🔸 遺族へのグリーフケア

1 パンフレットの活用

　遺族のたどる心理過程については、退院の際にパンフレットなどを渡しておくと見返すことができ、複雑化したグリーフに早期に気づくきっかけにもなります。緩和ケア病棟やホスピスでは、遺族支援のためのパンフレットを作成して渡しています。パンフレットには自分でできるグリーフケアへの取り組みも書かれており、大きな助けになっています。パンフレットは、日本ホスピス・緩和ケア研究振興財団のウェブサイト[4]からもダウンロードできます。

2 緩和ケア病棟でのグリーフケア

　緩和ケア病棟やホスピスでは、遺族に手紙やカードを送り看護師が気にかけていることを伝えたり、遺族への電話で複雑化したグリーフに陥っていないか確認をしたりします[※]。また、遺族会や1周年の会を開いて、遺族と医療者が思い出を語り合い、気持ちを伝え合う機会をもつことができます。また、同じ経験をした人と出会うことで、孤独が和らぐこともあります。それをきっかけに、同じ立場の人をサポートするピアカウンセラーや病棟のボランティアになる人もいます。

　ただし、緩和ケア病棟で行うグリーフケアの活動には診療報酬がつかないので、ボランティア活動になっています。

第Ⅰ部

病棟編

※：遺族へのケアを行うにあたって心にとめておかなければいけないことは、第Ⅱ部「7　グリーフケア」表7-1参照。

遺族の言葉から

「亡くなってから、すぐにお礼を言いに病棟へ行きました。お世話になった看護師さんはお休みだったので、手紙を出したけれど、お返事が来なくて寂しかったです。とても慕っていた看護師さんだったので、つながっていると思ったけれど、糸が切れてしまったように感じました。お会いしてお話できなかったことが唯一心残りです」

3 一般病棟でのグリーフケア

　一般病棟では、患者が亡くなっても、次々に様々な状態の新規の患者が入院して来ます。デスカンファレンス**での振り返りもままならないなか、遺族のケアまで手が届かないのは無理もありません。そのため、遺族が病棟を訪れることがあれば、グリーフケアのチャンスととらえましょう。その後の様子はどうか、どのくらい気持ちが表出できているか、サポートを受けているかなどを確認し、憔悴し体調が悪いようであれば、受診を勧めます。グリーフの反応は自覚できないことが多いので、本人からの訴えがなくても尋ねることは大事です。

　入院中にかかわった看護師が対応することや、立ち話ではなく座って、安心できる雰囲気で話ができるようにするのも大事なケアです。

4 サポートグループの紹介

　地域では、病気の経験を語り合うことができる場や、遺族が気持

＊＊：デスカンファレンス：ディスカッションなどにより亡くなった患者の経過や家族とのかかわりを振り返り、今後のケアの質を高めるために行うカンファレンス。

遺族の言葉から

> 「患者が亡くなったら医療者との関係も終わり、というのが悲しかったです。亡くなった後からが私たちにとっては始まりで、本当に悲しくてつらかったので、せめて亡くなった後の遺族ケアやサポートなどについて教えてほしかったです。ここに至るまで本当に苦しかったので」

ちを分かち合う場など、様々なサポートグループがあります。看護師も情報を集め、実際に参加してみて紹介できるとよいでしょう。

　また、遺族といっても、高齢者と若年成人のグリーフは異なり、同年代の人と話したいという人も多いため、年代や状況に特化したグループの情報も有益です。

4 ➤➤ 看護師へのグリーフケア

1 看護師のグリーフ

　看護師もまた、患者や家族と築いた信頼関係や絆が強いほど、患者の死後にグリーフを経験します。しかし、看護師には公に悲しみに浸る時間はなく、同様な状況の患者と家族のケアに自身を投入していくことになります。また、家族の死別経験とは異なり、看護師はその経験を短い期間に何度となく繰り返し、積み重なるようにグリーフを経験します[5]。

　このようなグリーフは、オープンに認識されず、公に悲しめず、社会的にサポートされないもの[6]といわれます。多くの看護師は解決しバランスを取り戻していきますが、何人かは解決のないグリーフの道をたどり続け[7]、その結果として、新しい患者に感情を注ぐ

看護師の言葉から

ことへの躊躇やバーンアウト、感情疲労などが起こります。しかし、グリーフが受け止められ、適切に支援されれば、自分自身を癒すことができ、より思いやり深いケア提供者になります[7]。

 3つのサポート

看護師へのグリーフケアには、組織によるサポート、病棟レベルでのサポート、個人のセルフケアの3つのレベルのサポートが必要とされます[8]。看護師もグリーフを経験するということを皆が認め、気兼ねなくケアを受けられるように環境を整えることが必要です。

■組織によるサポート

臨床心理士に相談できる環境を整え、グリーフケアプログラムなどを導入します。

■病棟レベルでのサポート

デスカンファレンスが有効とされています。デスカンファレンスでは、批判や非難することなく、誰もが自分の感情や思いを出せるような雰囲気づくりや決め事が必要です。

また、初めての看取りという場合、その人にとって人生最初の看

取りであるという可能性もあります。管理者と共に振り返り、場合によってはケアを受けることが必要になります。

■個人のセルフケア

　同僚や先輩に話し、気持ちを分かち合うこともセルフケアになります。また、夢中になって打ち込める趣味などで気分転換を図ります。

1）鈴木剛子（2014）．GCCグリーフ・カウンセラー養成講座（基礎編），資料グリーフ学・アタッチメントとグリーフ．

2）Neimeyer RA（著），鈴木剛子（訳）（2006）．「大切なもの」を失ったあなたに―喪失をのりこえるガイド．春秋社．

3）Worden JW（著），山本力（監訳）（2011）．悲嘆カウンセリング．誠心書房．

4）遺族支援システム研究会（2006）．これからのとき―大切な方を亡くしたあなたへ．日本ホスピス・緩和ケア研究振興財団．＜https://www.hospat.org/pdf/korekara.pdf＞［2020．April 20］

5）Shimoinaba K, O'Connor MM, Lee SF, et al（2014）．Losses experienced by Japanese nurses and the way they grieve．Journal of Hospice and Palliative Nursing, 16（4）：224-230．

6）Wisekal AE（2015）．A concept analysis of nurses' grief．Clinical Journal of Oncology Nursing, 19（5）：E103-E107．

7）Kaplan LJ（2000）．Toward a model of caregiver grief：nurses' experiences of treating dying children．OMEGA-Journal of Death and Dying, 41（3）：187-206．

8）Shimoinaba K, O'Connor M, Lee S, et al（2009）．Staff grief and support systems for Japanese health care professionals working in palliative care．Palliative & Supportive Care, 7（2）：245-252．

第Ⅰ部　病棟編

第 II 部

在宅 編

在宅・施設での
死に向けての準備

人は誰しもが死にゆく存在です。しかし、現在、日本人の死亡場所は医療施設が約8割を占めており（第I部「1　病院での死に向けての準備」図1-1参照）、多くの人は身内を在宅で看取った経験がなく、直接死に出会う機会は少ない時代です。日頃死について語ることもあまりないため、死はむしろ日常から遠ざけられるような存在といえます。

医療施設入院中の患者とその家族においては、医療機器に囲まれながら、モニター音のテンポを耳にして、その場に立ち会う医療者とともに最期の時に意識を傾けることになります。

一方、自宅や施設で療養している方が、その日常生活の延長線上に自然な形で迎えられるような在宅死や施設での死は、本人にとっても家族にとっても望ましい形といえるでしょう。

1 ▶▶ 日本における在宅死への希求

2017年に行われた「人生の最終段階における医療に関する意識調査」[1]では、いくつかのケース（回復の見込みはなく、およそ1年以内に徐々にあるいは急に死に至ることを前提にしている）を仮

定したうえで、人生の最終段階において過ごしたい場所を調査しています。このうち、たとえば「末期がんと診断され、状態は悪化し、今は食事が摂りにくく、呼吸が苦しいが、痛みはなく、意識や判断力は健康な時と同様に保たれている場合」においては、約半数（47.4％）の一般国民（医療・介護従事者でない人）が「自宅で医療・療養を受けたい」と回答し（図1-1）[1]、そのうち約7割（69.2％）が「自宅で最期を迎えたい」と回答しています。その理由として、「住み慣れた場所で最期を迎えたい」（71.9％）、「最期まで自分らしく好きなように過ごしたい」（62.5％）、「家族等との時間を多くしたい」（50.7％）、「家族等に看取られて最期を迎えたい」（35.8％）と答えています（図1-2）[1]。

2 →→ 在宅死の条件

以前は、「できれば住み慣れた自宅で」と思っても、「家族に迷惑をかけたくないから最期が近くなったら入院したい」と答えていた人が多かったのですが、昨今では在宅療養や在宅死が実現可能に

【ケース1】末期がんと診断され、状態は悪化し、今は食事がとりにくく、呼吸が苦しいが、痛みはなく、意識や判断力は健康な時と同様に保たれている場合
※回復の見込みはなく、およそ1年以内に徐々にあるいは急に死に至る。

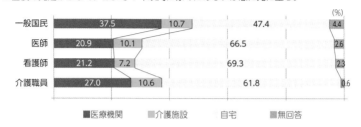

図 1-1 様々な人生の最終段階の状況において過ごす場所に関する希望
　　　①医療・療養を受けたい場所
厚生労働省. 平成29年度人生の最終段階における医療に関する意識調査結果（確定版）. より引用

【ケース 1】末期がんと診断され、状態は悪化し、今は食事がとりにくく、呼吸が苦しいが、痛みはなく、意識や判断力は健康な時と同様に保たれている場合（複数回答）
※回復の見込みはなく、およそ 1 年以内に徐々にあるいは急に死に至る。
「（2）最期を迎えたい場所」で「自宅」と回答した者

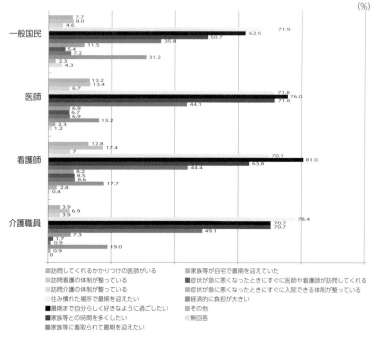

※「医療・療養を受けたい場所」及び「最期を迎えたい場所」を「自宅」と回答した者。

図 1-2　様々な人生の最終段階の状況において過ごす場所に関する希望
　　　　②自宅を選んだ理由

厚生労働省. 平成 29 年度人生の最終段階における医療に関する意識調査結果（確定版）. より引用

　なってきたという背景があります。とはいえ、すべての人にとって、安心して過ごせる場が自宅とは限りません。それぞれの家庭の事情や本人と家族の気持ちによって異なります。

　全国訪問看護ステーション調査の結果[2] では、在宅死の質を担保するための条件として、以下のすべてがそろっていることが示唆されています。

①本人・家族が望んでいる。

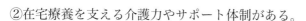

②在宅療養を支える介護力やサポート体制がある。

③苦痛を和らげる医学医療的ケアが整っている。

④ケアマネジメントがなされている。

　本人や家族が望んだとき、躊躇なく在宅死を実現するには、②③④という環境条件を整えておく必要があります。しかしこれは一朝一夕では成り立ちません。

　日頃の訪問看護などの活動をとおして、まずは在宅医に対し、適切なタイミングで症状コントロールなどの指示を仰げる関係性を構築して信頼を得て、入院が必要になったときには病院に戻れる体制を整えます。また、訪問診療を担当している在宅医が死亡確認も担当するのか、休日や夜間の対応も可能かなどについて確認し、医療やケアを確保しておくことが基本になります。さらに、ケアマネジャーや介護スタッフ、理学療法士や作業療法士などのリハビリテーションスタッフだけでなく、近隣の住民などとも連携できる関係性をもち、その地域のサポート体制を十分に把握し、高めておくことが大切です。

第Ⅱ部

在宅編

3 ➤➤ 在宅療養の利点

　何らかの病気や障害を抱えて生活している人や高齢者では、最期を迎える場として医療機器や設備が整った病院は、安心感が得られるでしょう。一方で、人生の最終段階で提供される医療やケアは、痛みや呼吸困難感などの苦痛を取り除くことや日常生活のケアが中心であるため、病院、在宅、施設などであまり差はなく、「生活する」という視点でとらえた場合、むしろ住み慣れた自宅や生活環境の充実した療養型の施設で過ごしたほうが、リラックスして生活できるかもしれません。自宅のほうがよく眠れたり、一時的に食欲が回復したり、活動範囲が広がったりすることもあります。

4 ✈ 本人・家族の意思決定支援

　超高齢社会に突入し、病床数が不足しているという時代の流れのなかで、本人や家族の希望や意向を十分に確認しないまま、退院や在宅療養が勧められる場合もないとはいえません。そうならないために、まずは主治医が病状や今後の見通しについてわかりやすく本人と家族に説明します。看護師は、本人・家族が理解できているか、皆で共通の認識をもっているか確認します。

　本人が予後や余命についての認識をもっていないと、家族との間に齟齬が生じ、皆で同じ希望や方向性に向かって人生の最終章を過ごすことが難しくなります。本人に認知機能の低下がある場合、日頃から本人の考え方や価値観を知る家族が、本人には病状を伏せてほしいと希望する場合もあるかもしれませんが、そのような家族の思いも尊重します。重要なことは、その人の人生の総仕上げの時期に、お互いの思いが交錯したり疑念が生じたりして、これまで培われてきた家族の信頼関係や歴史にひびが入り、後悔のもとになるような事態を避けることです。そのためには、本人が今後の生活についてどのように認識しているのかをとらえ、本人と家族の意向を引き出していくことが大切です。

「ずっと自宅で」と強い決意をもっていても、迷いが生じることは当然あります。また、本人と離れて暮らす親族が在宅療養を具体的にイメージできず、「何かほかにもできる治療があるのでないか」と緩和ケアや看取りをめぐって摩擦が生じることもあります。その場合、親族にも本人の希望や意向を折に触れて報告するなど、気持ちの不一致が生じないつながりがもてるように調整します。このように、揺れ動く気持ちがあっても、在宅や施設で療養生活を送ることを本人と家族が前向きに受け入れられるようになって初めて、心

の準備ができ、生活の場づくりや体制づくりを進めていくことができます。

　どこでどのように亡くなるのかという希望や、そのための調整も重要ですが、それは最終地点です。それまでの時間をいかに望みに近づけ、湧き上がる不安や恐怖を和らげ、その人の生きる力を引き出して、「今日もいい１日だった」「充実した人生だった」と感じられる日を過ごすことができるか、それを支えることが看護師の使命といえます。

５ ➤➤ 在宅死に向けてのかかわり方

　在宅や施設での死に向けて本人や家族を支えていくためには、予測的なかかわりが重要となります。予測的なかかわりを実践するために、時期を図1-3[3)]のように区切って考えます。

1　導入期：準備期

　死が遠くない未来（およそ１年以内）に訪れると予測され、在宅での死を見越して在宅療養を検討し、開始する時期です。入院中の患者であれば、在宅療養開始のための体制づくりと、そのための病院からの引継ぎを行います。すでに在宅療養中の方であれば、人生の最終段階までその家での毎日が過ごしやすくなるように、環境を

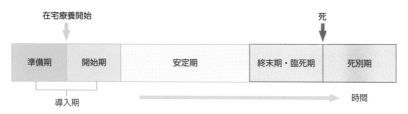

図 1-3　**在宅ターミナルケアにおける時期**

川越厚（編）(1991). 家庭で看取る癌患者―在宅ホスピス入門. メヂカルフレンド社, p.12. をもとに作成

整えていきます。

　本人と家族は、「家に帰りたいけど、この選択で間違っていない
だろうか」「このような状態で本当に自宅でやっていけるのだろう
か」「痛みがひどくなったらどうしよう」など、様々な不安を抱え
ています。このような不安が解消され、在宅療養を安心してスター
トできるために、この時期のケアはきわめて重要です。

　準備期のケアの目標は、「病院から在宅療養生活へスムーズに移
行できること」です。病院で退院支援にかかわる病棟看護師や退院
調整看護師は、ソーシャルワーカーなどと協働し、ケアマネジャー
や訪問看護ステーションなどに連絡し、退院前カンファレンスなど
を開催して支援を進めます。

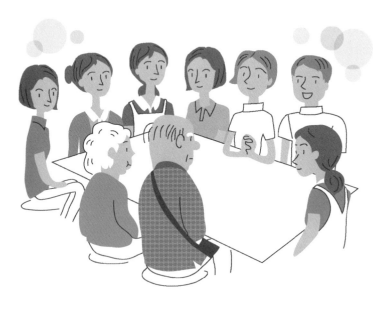

　この過程で、医師が病状と今後の治療や見通しについて十分に説
明し、看護師は本人と家族が理解したうえで無理のない意思の表現
ができているかを確認し（意思決定支援）、そしてその希望に沿っ
て退院後の医療管理上および生活・介護上の課題についてのケアの

手配（自立支援）や退院日程の調整を行います。必要に応じて、福祉用具レンタル事業者に連絡し、介護用ベッドやマットレスなども準備します。

2 導入期：開始期

　開始期のケアの目標は、「本人・家族が在宅療養生活に安心感をもてること」です。自宅での生活に戻って、病状が不安定になる場合もあるので、最初はできるだけ頻回に訪問して様子を把握し、薬の種類や量を調整し、自宅内の動線を変更して生活様式を工夫するなど、療養しやすい生活の場を整えていきます。不安を抱えながら介護を行っている家族に対しては、小さな工夫であっても褒めて自信をもたせます。安全かつ簡便で継続できる方法を提案し、「これならやっていける」と本人と家族が日々落ち着いて過ごせるようにサポートします。訪問診療の医師や介護スタッフ、専門職とケアチームとして連携し、家でのケア体制を構築していきます。

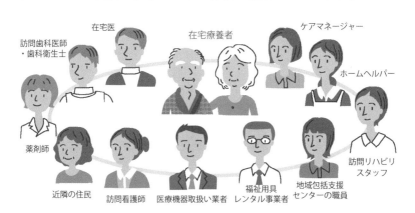

慢性疾患の成り行きでは、病状が落ち着いて退院した後、食事など元の生活習慣に戻り、あるいはかぜなどのちょっとしたきっかけによって急性増悪に陥り、再入院に至ることや、そのサイクルを繰り返すことがみられます。このようなとき、病棟では「あの患者さ

71

他人の世話を受けたくないという Bさんの在宅療養移行への支援

■事例の概要

Bさん、80歳代、男性。妻（80歳代）と2人暮らし。

腹部と背部の痛みがあり、肺がんと転移性肝がんが見つかり、末期がんの診断を受けました。Bさんは自宅での療養を望み、妻も本人の意向を尊重し、家で看取りたいと意思を表示しました。痛みのコントロールができたところで在宅療養を開始し、訪問看護を導入しました。

■目標設定

Bさんは他人の世話を受けることが嫌いで、妻も他人が自宅に入ることを心配していました。しかし、病状が悪化し急激に生活が変化したときに、高齢の妻の介護負担が増大することが予測されました。そのときまでに、他の資源（介護スタッフなど）に慣れるよう、看護師が導入の基礎を築くことを目標としました。

■信頼関係の構築

初回訪問では、Bさんは看護師の様子を探り、妻が心配し、気づかっている様子がうかがえました。訪問看護師は、「長年生きてきた人生の先輩の大切なときに沿わせていただく」という気持ちをもって看護を行うことで、信頼関係を築くことを心がけました。

Bさんは青少年の教育や社会貢献に携わってきたことを、訪問のたびに語りました。訪問看護師は、Bさんにとって今を支える大きな意味をもつと判断し、「大変なお仕事をなさってきたのですね」「この手でたくさんの子どもたちを抱きしめてこられたのですね、私にはとてもできないお仕事です」と、感じたことを素直に伝えました。時には共に涙を流しながら、語り出される思い出に寄り添い、思い出を共有できることへの感謝を伝えました。

数回訪問するうちに、Bさんは笑顔で迎えてくれるようになり、「この人なら家にあげてもよい。大病を患っている自分を預けてもよい」と思っていただけたようです。決まった言葉かけや態度ではなく、心から相手を大切に思い、寄り添いたいという気持ちをもち、それを伝えるスキルが求められます。

んはやっぱり在宅療養は無理で、戻ってきた」などとレッテルを貼ってとらえることがあります。しかし、再入院となった要因について、入院時のスクリーニングを活用して検討し、自宅での生活パターンをよく知る地域包括支援センターの職員やケアマネジャーなどと連携するなど介護体制の整備に努めることで、人生の最終段階を自宅で過ごすという選択肢を安易に捨てざるを得ない状況を回避することができます。

3 安定期

在宅生活に慣れ、その状態を維持し、家族の一員として日常生活を楽しむことができる時期です。病院とは異なり治療のための医療処置を行っていないので、行動が制限されることもなく、行っておきたい場所、もう一度やっておきたいことなど、本人と家族の希望を最優先することを念頭におき、医学的な判断基準や安全管理といった理由で行動を規制することがないよう気をつけたいものです。

安定期のケアの目標は、「残された時間を充実して、できるだけ快適に過ごせること」です。家族が普通に何気ない日常を過ごすな

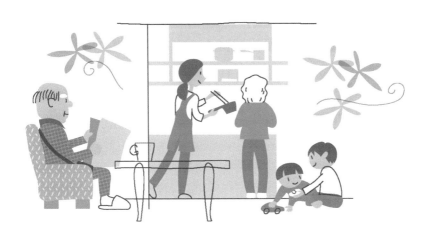

かで、本人も家族を見守りながら、好きなことをして時を過ごせるのが理想です。

　調子の良いときには、死についてどのように受け止めているか、本人と家族それぞれの思いをさりげなく聞いておくことも必要です。本人と家族が何を大切にしているのかを確認すると、それぞれが大切にしているものが違うこともあります。残された日々をお互い後悔のないものにし、一日一日を生ききることが、遺される家族にとって大きな意味をもちます。

　安定期とはいえ、症状コントロールがうまくいっている時期もあれば、加齢とともに病状の進行や急変もあります。病態を理解しながら、身体的な面での悪化の要因となるものや、起こり得る緊急事態を予測して、それを回避できるようにケアします。

　安定期は長く続くこともあるので、家族の介護負担についても配慮します。大切な家族との別れのときが迫っているという精神的な負担と、身体的な疲労の蓄積が重なるという状況が続くため、本人のいない場でねぎらいの言葉をかけ、何でも相談に乗るという姿勢を伝えておくことや、必要に応じてレスパイト入院も検討します。

症状コントロールのための入院への支援

■事例の経過

　Bさんの病状は退院後2か月ほど小康状態が続き、晴れた日には家の近所を夫婦で散歩できるほどでした。痛みも鎮痛薬の内服でコントロールでき、その他の目立った身体症状も現れませんでした。自分の死については、キリスト教徒であるBさんは、「イエス様にお会いできると思うと死はむしろ喜びです」と話す一方で、「あと数年は生きたい。まだイエス様は来なくていいと言ってくださっている」などの言葉が聞かれ、在宅での療養が順調であることが見受けられました。

1か月後、がんの症状が急激に悪化し、痛みが強くなり、鎮痛薬の内服だけではコントロールが難しく、かかりつけの病院に入院しました。入院中は不穏が続き、妻は毎日の見舞いや付き添いで疲れ、めまいなどの症状が出現することがありました。妻は、「家に帰りたい」と繰り返し発言するBさんを前に、家に連れて帰りたい気持ちと、介護の不安を抱えていました。

■訪問介護の導入支援

　訪問看護師はケアマネジャーと連携し、訪問介護サービスの導入と、レスパイト入院がいつでもできることを伝え、在宅医も含めて、24時間体制でかかわることを説明しました。訪問看護を受ける前まで、他人が家に入ることを快く思っていなかった経緯を踏まえ、訪問介護サービスの導入にあたっては、太鼓判を押すヘルパーがいることや、支援を受けることでどれだけ介護が楽になるかについて、Bさんと妻の反応を見ながら拒否感をもたれないよう丁寧に伝えました。特に、1人ではないという安心をもって退院できるよう調整し、声かけを心がけました。

　退院後、Bさんの食欲は増し、デザートも食べられるようになりました。笑顔も多く滑舌も良くなったと、妻も喜んでいる様子がみられました。心配していたサービスの導入も円滑に進み、Bさんから「うちに来てくれる人はみんないい人で助かる」との発言が聞かれました。

■疼痛コントロール

　妻から、Bさんが顔をしかめて「痛い！」ということがあるとの訴えがありました。詳しく話を聞いてみると、痛みが強くなる前に腹部をさすっていること、レスキュー薬の麻薬性鎮痛薬は使わないようにしていることがわかりました。さすっていることを痛みの前兆ととらえて鎮痛する必要性、麻薬を使うことの意義を伝え不安の払拭を図りました。また、レスキュー薬使用後にしっかり症状がコントロールされる様子を妻と共有しました。

　「痛みがあるのはとてもつらいと思います。いつも穏やかな顔なのに眉間にシワがよっているのはつらいからだと思います。麻薬というと心配かもしれませんが、医療で使われているものは依存したり体に悪く作用したりすることはありません。しっかり痛みをと

りましょう」「この薬は効くのが早いです。15分くらいから痛みが とれてきます。先ほど飲んでいただいてから30分。穏やかな顔で 眠っておられますね。やっぱりよく効くのですね。よかった」など、 薬の知識を伝えながら看護師が感じたことも言葉にして伝えまし た。麻薬へのマイナスのイメージを変えていくのは容易ではありま せん。しかし、症状緩和、ひいては在宅生活の継続の大きな鍵とな る疼痛コントロールという目標をかなえるためには、良くなってい ることを実感してもらう言葉をかけるなど、必要に応じて、根気強 く丁寧に説明していくことが必要です。

4 終末期・臨死期

　終末期は、いよいよ死が近づき、症状が不安定になる時期です。 それまでコントロールされていた痛みや倦怠感などの苦痛が増強 し、がん終末期の方の場合、トイレまでの歩行やベッド上での起き 上がりなど、できていたADLが急速にできなくなっていきます。 その様子に、本人や家族は戸惑い、「やはり入院したほうがよいの では」と気持ちが揺れ動きますが、在宅療養の経過を振り返り、こ れまでの本人の「家で過ごしたい」という思いや、それを支えてき た家族の気持ちを思い出してもらいながら、意思決定を支えます。

　臨死期は、徐々に意識が薄れ、呼吸が変化し、まさに死が数時間 後に差し迫っている時期です。病院で死を迎える場合、臨死期は医 療者にケアが任され、家族がケアに参加することはほとんどありま せん。しかし在宅では、長い間人生を共に歩んできた家族が最期の お別れの役目を担います。

　終末期・臨死期のケアの目標は、「家族が落ち着いて看取りがで きること」です。状態が悪くなってから、混乱して無理に病院に連 れて行ったり救急車を呼んだりすることのないよう、今後の成り行 きや症状について繰り返し説明しておくことは、在宅療養の導入期 に限らず、安定期や終末期・臨死期においても必須です。在宅医か

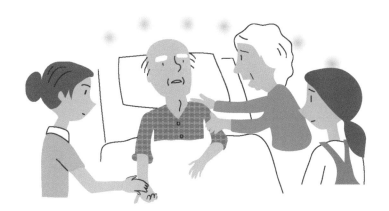

ら、予測的に数日以内の死について説明を受けていたとしても、家族の受け取り方は様々で、死が近いと思っていないこともあります。家族一人ひとりで理解力や思いは違うため、それぞれが心配や不安がないようにしておきます。

　臨死期においては、家族ができる範囲でできる介護を担うことで、後に「こんなことをしてあげられてよかった」という満足感につながります。声は最期まで聞こえていることや、ボディタッチが伝わっていることを家族にも説明し、今までと同じように接することができるようにします。看取りの経験がない家族が安心してお別れができるように、訪問看護師は不要な血圧測定などはしないで、そっと脈を確認し全体を視診して、家族と一緒に体をさすったり、思い出話をして声をかけたりしながら、家族の不安にもこたえます。亡くなるときに必ずしも医療者がいる必要はなく、呼吸が止まってから知らせればよいことや、不安であればいつでも連絡してよいことなどを伝えておきます。

5　死別期

　家族から連絡を受け、死亡確認がなされた後の時期です。

　死別期のケアの目標は、「家族が納得のいく最期のお別れができ

トータルペインへの対応と
家族への支援

■事例の経過

　Ｂさんに急激な症状悪化が認められ、解熱鎮痛薬内服の間に発熱による体力の消耗が著明となり、訪問看護師は在宅医と連携して様々な薬を試しましたがコントロールが困難になっていきました。痛みも強くなり、「なんでこんなに痛いんだ！」と患部を叩くこともあり、疼痛コントロールの難しさを実感しました。いつも穏やかなＢさんですが、感情の起伏が激しくなり、強い怒りを表すこともありました。痛みに加え、倦怠感、体力の低下、身の置き所のなさなどの症状もあり、様々なことが怒りを増長させているととらえられました。状態が安定しているときにも、「今まで人のために奉仕してきたのに、今はしてもらうだけで何もできない。そんな自分がつらい」と訴えました。

■トータルペインへの支援

　これまでも、末期がんのＢさんのトータルペインを予測し、身体的苦痛には極力先手を打ってコントロールに努めてきました。精神的、社会的、霊的苦痛に関しては、80年生きてきたＢさんの人生で培ってきた価値観を大事にして接してきました。
　Ｂさんの言葉から、「人のために奉仕する」という思いを体現できない現実に強い苦痛を感じていることが考えられました。訪問看護師は、Ｂさんの苦痛をそのまま受け止め、十分に話を聴き、Ｂさんの生き方や考え方から学んでいることが多いことを伝えました。こんなときは積極的に働きかけるのではなく、その存在のかたわらに寄り添っていることを伝えることが大切と感じました。

■妻への支援

　妻は、Ｂさんが痛みを訴えると何時間でもさするなど献身的に介護をしてきました。最期のときが近づくにつれ、Ｂさんの身体的ケアの時間は増しますが、Ｂさんが弱り果てていく姿に直面することは、肉体的に極限状態にある妻をさらに追い込むことにもなります。訪問看護師は妻の話を聴く時間をつくり、心のケアに努め、意

思決定を支えていくことを心がけました。

■チームでの支援

　症状緩和のために、痛み止めだけでなく精神安定剤も使用し、少しでも夫婦が安楽に過ごせるように努めました。痛みを訴える夫をひたすらさすり、夜中に何度もトイレに行く夫に付き添い、食べられなくなった夫が口にできるものをと食事を作り、洗濯、掃除などの家事を担うことは、高齢の妻だけでは限界だと考え、他県に住んでいる娘にも週末などに帰省して一緒にみてもらえるよう話し合いました。その他の様々なサービスも活用しました。

　妻は「看護師さんは私たちにとって愛おしい娘のように感じています」と話しました。人生の総まとめの時期を一緒に過ごす看護師自身も悲しさやつらさを感じることは当然ですが、1人で抱えず、そのご家族や同僚と共有しながら訪問を続けました。

　Bさんは希望どおり、最期まで家で過ごすことができました。

第Ⅱ部　在宅編

　る こと」です。その後は、グリーフケアにつなげていきます。

　在宅死では、死にゆく本人だけがケアの対象者ではなく、大切な身内との別れを目前にし、なおかつ介護を担う家族も、ケアの対象

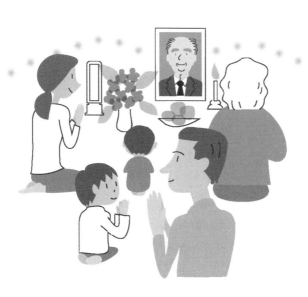

者であり主役です。家族は、命の終わりを見届ける不安、様々な決断をし、それを担っていく負担、亡くなった後の生活の不安など、押し寄せる悲しみやつらさと向き合いながら、共に生活を続ける意味を感じて介護にあたっています。

　看護師は、家族が本来もっている力を引き出し、本人や家族が思っていたとおりの看取りを家族の力で成し遂げられるように、そのかたわらで支援していきます。家族が別れのつらさを乗り越えて、新たな家族として力が得られるよう、その過程を支援していくことが看護師の役割です。

　文　献

1）厚生労働省．平成29年度人生の最終段階における医療に関する意識調査結果（確定版）．＜https://www.mhlw.go.jp/file/05-Shingikai-10801000-Iseikyoku-Soumuka/0000200749.pdf＞[2020. March 4]

2）近藤克則（2004）．改めて在宅死の意味を問う．宮田和明，近藤克則，樋口京子（編著），在宅高齢者の終末期ケア―全国訪問看護ステーション調査に学ぶ，中央法規出版，p.195-199．

3）川越博美（2002）．在宅ターミナルケアを始めるために必要なこと．在宅ターミナルケアのすすめ，日本看護協会出版会，p.24-41．

4）地域におけるがん患者の緩和ケアと療養支援情報普及と活用プロジェクト（編）(2015)．ご家族のためのがん患者さんとご家族をつなぐ在宅療養ガイド―がん患者さんが安心してわが家で過ごすために．＜https://plaza.umin.ac.jp/homecare/guide/index.html＞[2020. March 4]

5）秋山正子（2014）．安定期・看取りにおける看護ケアのマネジメント．宇都宮宏子，山田雅子（編），看護がつながる在宅療養移行支援―病院・在宅の患者像別看護ケアのマネジメント，日本看護協会出版会，p.24-28．

死亡まで数日、数時間の時期の支援

2

　看護師は、様々な疾患の病態生理や症状、合併症、治療、障害や生活上の困難を軽減するためのケアについて学びます。しかし、死を迎える人にどのような変化が起こるのかなど、死に特化した学びの機会は多いとはいえません。

　死に至る経過を知ることは、安らかな看取りを迎えるためのケアに必須の知識です。自宅や施設で迎える死は、医療者が不在の場合もあります。看護師は、本人や家族に死に至る過程で起こる変化について説明し、理解してもらう必要があります。その時々に応じたケアを検討するために、死の訪れが予測される情報を整理し、どのように本人・家族に説明するか、伝え方やかかわり方を紹介します。

1 死亡まで数日、数時間の時期における身体の変化

1 1 死亡まで数日の時期

　看護師が死の訪れを予測するとき、「これまでと何か違う」という気づきが大切な手がかりになります。その気づきを、いつもの状

81

態と比較することで判断につなげることができるからです。たとえ
ば、いつもより動作に時間がかかる、うとうとしている時間が多い
など、ちょっとした変化かもしれません。では、実際に、死が差し
迫っていることを予測する徴候にはどのようなものがあるのでしょ
うか。

　亡くなる前の身体状況の変化には、基礎疾患の影響が大きく、死
が近づいていることを示す徴候（第1部「2　死亡まで数日、数時
間の時期の支援」表2-1参照）の出現の仕方も異なります[1]。しかし、
全身の衰弱が進むにつれてADLが低下し、起き上がることが困難に
なったり、食べたり飲んだりできなくなるなどの変化がみられるよ
うになります。それらの変化が不可逆的なものなのか、治療が功を
奏する可能性があるものなのか判断します。診断は医師が行います
が、看護師はその変化について、原因や今後の成り行きとして考え
られることを推測し、必要時には医師に働きかける必要があります。

　がん患者を対象とした、死亡の6か月前の症状の変化についての
研究では、症状出現の強さに変化があることが示されています（図
2-1)[2]。

　吐き気、気分の落ち込み、不安、痛みは、死の直前まで大きく変
化せず、死の1か月前あたりから息苦しさ、眠気、全体的な調子、
食欲不振、だるさが急激に悪化します。

　このことから、がん患者は、亡くなる1〜2か月前になると、だ
るさや食欲不振から全体的な調子が落ち込み、眠気も増すことで
ADLが低下していくことが予測されます。このような状態の変化
を予測したうえで、やり残したことや行きたいところがあれば、ま
た会っておきたい人がいたら、この期を逃さないように働きかけま
す。本人・家族が大切な時間をどのように過ごすことを望んでいる
のか、それを実現できる時間がどれだけあるのか、症状出現の状況
をみながら判断します。ADLの低下の時期を正確に伝えることは

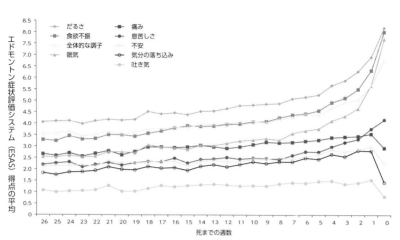

図 2-1　死亡前の変化

Seow H, Barbera L, Sutradhar R, et al (2011). Trajectory of performance status and symptom scores for patients with cancer during the last six months of life. Journal of Clinical Oncology, 29 (9)：1151-1158. より引用

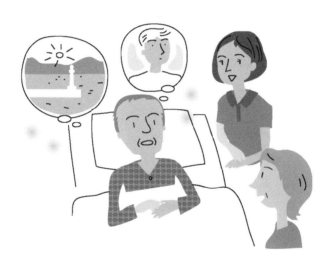

難しいのですが、

「やりたいこと、行きたいところ、会っておきたい人、伝えておきたいことがあったら、先送りせず、できるときにしておいてはいかがでしょう」

と伝え、実現に向けてのさりげないきっかけをつくります。

　身体症状の出現の仕方は、死亡までの日数が少なくなってからも一様ではありません。しかし、徴候が出現してから死亡までの日数からおおよその予測は立てられます[3]。

　典型的な死の経過の例として、液体の嚥下障害、意識レベルの低下、Palliative Performance Scale*20％以下は、死亡の7日前から4日前頃に出現します。数日から数時間前には、末梢のチアノーゼ、チェーン-ストークス呼吸、尿量の減少がみられ、数時間前になると無呼吸、下顎呼吸、死前喘鳴、橈骨動脈の触知不可になることが予測されます（第Ⅰ部「2　死亡まで数日、数時間の時期の支援」図2-1参照）。これらの症状はすべての人に出現するわけではありませんが、現れたら死が近いことを示すといえます。

　これらの徴候について、どのように、いつ、本人や家族に説明すればよいか、例をあげて説明します。

■液体の嚥下障害

　全身の機能低下や衰弱により食欲が低下し、食事の摂取や薬の内服が難しくなります。嚥下機能も低下し、誤嚥の危険性が高まります。

　次のように、身体状態の変化を伝え、それに伴う食事の勧め方を説明します。

「無理に食べるとむせて気管に入ってしまうことがあります。ご本人が食べたいときに食べたいものを少しずつ、差し上げてみてください」

　また、食事の摂取が難しくなると、少しでも食べてほしいと食事の種類や形態を工夫する家族もいます。しかし、食べた食事をエネ

＊：Palliative Performance Scale：全身状態の評価尺度。起居、活動と症状、ADL、経口摂取、意識レベルについて10〜100％で評価する。生命予後の評価にも用いられる。

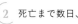

ルギーに変えるにも体力が必要なため、多くの食事は逆に体力の消
耗を招きかねません。

「体力が低下してくると体が受け止められる栄養の量も減ってきま
す。これは自然な変化です。ご本人がおいしいと思える量をほんの
少しでも食べていただくのでよいと思います」

　様々な工夫を凝らす家族をねぎらいながら、現状を説明し、介助
方法を伝えるとよいでしょう。

■意識レベルの低下

　低酸素血症や臓器不全により、意識障害がみられるようになりま
す。つじつまが合わないことを言ったり、落ち着きがなくなった
り、幻覚などの訴えがあるせん妄については、原因を特定し、それ
を取り除くことが基本となります。終末期には原因が特定できない
回復困難なせん妄が出現することもあり、場合によっては家族のこ
とがわからなくなることもあります。このことは、いつもそばにい
て献身的に介護にあたる家族にとっては深い悲しみや混乱を招くこ
とにつながります。

「せん妄は、体力が低下してきたことによって多くの人にみられる
症状です。つじつまの合わないことを言うので戸惑うかもしれませ
んが、ご本人の言うことを否定せず、話を合わせたり、話題を変え
たりするなどをしてみてください」

　せん妄は、ほとんどの人に起こることで特別なことではないこと
を家族に知ってもらう必要があります。

　一方で、せん妄の出現は、死の訪れが近いことを示します。

「せん妄は、病状が進行すると、多くの人にみられる症状です。ご
本人は、ご家族がそばにいてくれることはわかっているので、声を
かけてください。声を聴くことで安心されると思います」

　本人と距離をとるのではなく、本人の言うことを否定せず受け止
めながら、一緒に過ごせる時間をもてるよう支援します。

第
II
部

在
宅
編

せん妄は、認識力や判断力が低下したための反応で、病気によるものだということを伝えます。不穏行動がみられる場合は、安全を確保する方法について検討します。

■末梢のチアノーゼ

循環障害により、四肢末梢の冷感やチアノーゼがみられるようになります。チアノーゼは、毛細血管内の還元ヘモグロビンの増加により口唇、口腔内、頬、爪床、四肢の皮膚が紫青色ないし暗赤色を呈することで観察することができます。この時期には、意識レベルが低下し、眠っている時間が多くなります。このような状況で、家族はどうしてよいのかわからず、つらい気持ちになることもあります。

「手や足が冷たくなっていますが、深く眠っているのでご本人は冷たさや痛みは感じていないんです。もし、苦しそうに表情をゆがめるなどがあれば教えてください」

意識レベルが低下した状態であり、苦痛はないことを伝え、家族の不安を取り除くような声かけをします。

■呼吸の変化

死が差し迫った状態になると、多くの場合、呼吸と無呼吸を周期的に繰り返すチェーン-ストークス呼吸が出現します。そして弱まりながら最後の呼吸を迎えます。また、胸郭の動きが小さくなり、下顎を大きく動かし喘ぐような下顎呼吸や、気道内分泌物が上気道に蓄積することによって呼吸の際にゴロゴロと音がする死前喘鳴が聞かれることがあります。亡くなる直前になると、呼吸そのものが弱くなり喘鳴が聞こえなくなり下顎呼吸になるという変化が現れます。このような変化を目の前にした家族は、本人が苦しんでいるのではないか、つらいのではないかと不安になります。

「のどの奥でゴロゴロと音がしたり、苦しそうな声がもれたりします。ご本人は意識が低下しているので苦痛は感じていないと思いま

す」

　本人は意識が低下しているので苦痛はないこと、死の前にみられる自然な過程であることを繰り返し説明し不安を軽減できるによにします。同時に、

「呼吸が不規則になり、胸や顎を動かして息を吸い込み始めたら、お別れのときが近づいています」

と最期のときが近づいてきていることを伝えましょう。体位を調整するなど、家族の不安を少しでも軽減できるように支援します。

3 説明する時期

　では、死の経過について、いつ説明するのがよいのでしょうか。

　本人・家族が希望する過ごし方がある場合、その実現を阻害する症状の出現については、今後の計画を立てるのに必要な情報なので、早めに伝える必要があるかもしれません。しかし、様々な情報を一度に伝えると、不安や心配でいっぱいになってしまいます。

　看護師は現状を正確に把握し、今後起こり得る状況の変化を予測し、本人・家族には必要に応じてこまめに説明します。そして一度説明したらそれでよいというのではなく、それぞれの症状について出現が予測される少し前に、改めて説明するとよいでしょう。

2 ⟫ 死期の伝え方

1 本人・家族の意向の確認

　死の訪れを伝えることは、これから起こる身体の変化に、本人や家族が慌てることなく、後悔のない最期を迎えるための備えに役立ちます。自分の死の訪れを知ることは、残された時間を有意義に過ごし、本人にとっても家族にとっても良いお別れのときを迎えるこ

とにつながります。

　一方で、すべての人が死の訪れを知りたいかというとそうではありません。日本ホスピス・緩和ケア研究振興財団が、全国の20～79歳の男女を対象に、ホスピス・緩和ケアに関する意識調査[4] を実施しました。

「人生の最終段階に、あなたは先々の見通し（余命や治癒が難しいこと）」を知りたいですか」の質問に対し、「予測される余命を含めて、先々の見通しを詳しく知りたい」という回答が54.0％、「先々の見通しは知りたいが、予測される余命までは知りたくない」18.9％、「あまり詳しいことは知りたくない」11.6％との回答でした。このことから、「末期のがん、もしくは重い病気により、治る見込みがなく、死が近い」人生の最終段階での詳細な説明の希望には個人差があることが示されました。

　また、この思いは、状況により変化するものであり、医療者が予後を伝える際には、本人が「何を知りたいか」「どこまで知りたいか」について配慮する必要性があることを示唆しています。まずは、本人と家族が何を知りたいと望んでいるかについて、本人の身体状況とともにアセスメントすることが必要です。

2 悪い知らせの伝え方

　悪い知らせは、どのように伝えるかも重要です。がん医療において悪い知らせを伝える際のコミュニケーションスキルとして、4つの構成要素からなるSHARE[5] があります（表2-1）。

表2-1 SHARE

Supportive environment（支持的な環境） How to deliver the bad news（悪い知らせの伝え方） Additional information（付加的な情報） Reassurance and Emotional support（安心感と情緒的サポート）

SHAREでは、安心感と情緒的サポートとして、優しさと思いやりをあげ、「一緒に取り組みましょう」と言葉をかけることの必要性を示しています。死の訪れを知ることは、今後の見通しを知ることになりますが、死への不安を取り去るものではありません。本人や家族が寄る辺なさのなかにとどまり続けることがないよう、不安を軽減するかかわりが必要です。

　不安な思いも含めて支えること、同じ方向を目指して一緒に取り組むことを伝えることで、頼れる存在がいつも近くにいるという安心感につながります。

｜3 伝えるタイミング

　死の訪れを伝えるのは、基本的には主治医です。看護師は、家族の理解の状況を確認したうえで、説明の補足が必要であるか判断します。

「先生からお聞きになっていると思いますが、いよいよそのときが近づいていると思います」

　死の訪れを告げるタイミングとして、本人や家族から「これからどうなるのか？」など、今後の見通しについての質問があったときや、現状の説明を求められたときなどがあげられます。

「突然様子が変わると驚かれると思うので、私のわかる範囲でこれから○○さんに起こると思われることを説明します。……私がお伝えしたような状態になったときに驚かず、前に説明された状態になっているから、これは自然な流れだと思い出してください」

　このように、看護師としての判断を伝え、死への心構えを支援します。

　また、看護師としての経験を踏まえて、具体的に説明してもよいでしょう。

「起きているのか眠っているのかわからないように見えますね。う

わ言も聞こえます。私には、○○さんのお顔が少し変わってきているように見えます。もしかしたら、思っているよりも早く、最期の時間が訪れるかもしれません」

看護師としての気づきの力も用いて、機会を逃さず、その時々に応じて説明します。

また、言葉を用いたメッセージよりも非言語的なコミュニケーションのほうが多くを伝えるといわれます。看護師には、言葉による説明だけでなく、表情や態度、声の調子でも伝えるコミュニケーション力が求められます。

14 家族へのグリーフケア

家族にあらかじめ死の訪れを伝えることは、家族のグリーフ（悲嘆）にも影響を与えます。家族のグリーフは、本人が亡くなる前から始まっています。家族はこれまで、患者の病気の発症から、様々な身体的、心理・社会的喪失に伴う痛みを体験しています。本人が亡くなる前から家族が感じる悲嘆を予期悲嘆といいます。死の訪れが近づくなかで、家族は様々な痛みを抱えながら支えるという役割を担っています。看護師は、まず、家族が現状をどのように受け止めているかに目を向ける必要があります。家族は、看護師と共に本人を支える存在であると同時に、悲嘆を抱えるケアの対象者でもあるのです。

本人の望みがかなえられるよう熱心に介護したとしても、「これで良かったのか」という思いは少なからず残ります。そのような後悔をできるだけ少なくするためにも、死期を伝えるにあたっては、心の準備と家族にとって悔いのない良い看取りができることにつなげられるように支援することが大切です。

事例

別れの不安を訴える家族への支援

■事例の概要

　Cさん、80歳代、男性。大腸がん。妻（80歳代）と2人暮らし。

　Cさんの闘病を支える妻から、「知人は夫がいなくなっても元気でいるけど、私はお父さんがいなくなったらどうなるかな…」との発言が聞かれました。Cさんは現在は小康状態ですが、徐々に状態が悪化することが予測されます。Cさんの様子や医師からの病状説明で、妻は予期悲嘆を感じていると思われます。

■予期悲嘆への支援

　Cさん夫婦は、ふだんは「看護師さんが来てくれるのが楽しみ。いつも丁寧にケアをしてくれてありがとう。感謝しています」「看護師さんは尊い仕事です。立派ですよ」などと笑顔で迎えてくれ、部屋にはいつも暖かい空気が流れていました。訪問看護師は、ケアをする看護師側が、逆にご夫婦から力をもらっていることを言葉にして伝えました。

　また、Cさんの状態が落ち着いているときには、時間をとって妻の話を丁寧に聞き、涙があふれるその気持ちを受け止めるよう心がけてかかわりました。

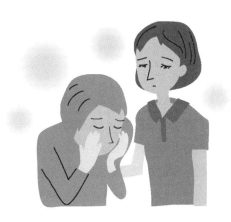

1 本人・家族の意思の確認

　在宅での看取りを決めて、在宅療養を始めたとしても、思いもよらない出来事や様々な事情から、継続できるか、迷い、揺れる可能性があります。本人・家族のかけがえのない時間を大切にできるよう、看取りに対する本人の意思を家族と共に確認する必要があります。

　「これまで○○さんのお気持ちに沿ってご自宅で過ごされてきましたが、今後もそれでよろしいでしょうか」

　死の訪れが近づいた段階では、家族については、思いだけでなく、身体的・精神的疲労にも配慮することが非常に重要になります。家族にも改めて意向を確認します。

　「このままご自宅で看るということでよいですか？」

　そのうえで、在宅での看取りへの意思を固めた人に対しては、遂行できるよう、できる限りの体制で支援します。

2 看取りに関する問題の解決

　在宅での看取りに迷いが生じている人には、迷いを引き起こしているものが何かを確認し、それを取り去るよう支援します。たとえば、家族が亡くなった際にどうすればよいかわからない場合や、医療者がそばにいないことに不安を感じていることが看取りへの障壁となっている場合は、疑問や不安が生じた際には、いつでも相談してよいことを伝え、連絡方法を確認し、対応できる体制を整えます。また、介護疲れによる不安であれば、サービス利用の検討やレスパイト入院について説明します。ふだん会わない親族などと意見

COLUMN NGワード

　前後の説明なく、
「いつ何が起こるかわからないので準備しておいてください」
と伝えると、看取りの経験のない家族は、今後どうなるのか、本人が苦しむのか、思いもよらないことが起きるのではないかなど不安にさいなまれます。実際に、いつ何が起こるか正確にわからなくても、医療者として今後の成り行きを予測できる範囲で伝えることが大切です。
　意識が低下している状態の本人に、
「苦しいですか？」「痛みはありますか？」
と問いかけても、正確に判断できる反応はみられません。かえって家族に不安を与えてしまいます。

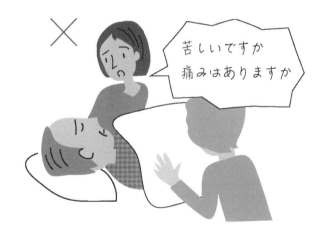

の相違がある場合は、話し合いや医師からの説明の場を設けます。これらの対応につなげられるよう、その時々に家族が心の内を話すことができる関係性を築いておく必要があります。

看取りに向けて具体的に準備することを伝え、いざというときに慌てず対応できるように働きかけます。

たとえば、亡くなったときに着せたい服がある場合には、事前に準備できるよう確認します。

「お別れのときに着てほしい服はありますか。ご本人が好きな服でもよいですし、何でも大丈夫ですよ」

また、遺影の準備、葬儀社の手配などについても、

「こんなことを今のうちに申し上げるのは心苦しいのですが、葬儀についてお考えのことはありますか？　お写真をあらかじめ選んでおくと慌てないで済みますよ」

と声をかけ、慌てず必要な準備ができるように支援します。

1) 森田達也, 白土明美 (2015). 死亡直前と看取りのエビデンス. 医学書院, p.2-22.

2) Seow H, Barbera L, Sutradhar R, et al (2011). Trajectory of performance status and symptom scores for patients with cancer during the last six months of life. Journal of Clinical Oncology, 29 (9)：1151-1158.

3) Hui D, dos Santos R, Chisholm G, et al (2014). Clinical signs of impending death in cancer patients. Oncologist, 19 (6)：681-687.

4) 日本ホスピス・緩和ケア研究振興財団. ホスピス・緩和ケアに関する意識調査. ＜https://www.hospat.org/research-403.html＞ ［2020. April 20］

5) 藤森麻衣子, 内富庸介 (編) (2009). 続・がん医療におけるコミュニケーション・スキル—実践に学ぶ悪い知らせの伝え方. 医学書院, p.10-19.

3 看取り期の支援

　死が目前となり反応のない本人に戸惑っている家族には、体に触れたり話しかけたりすることが本人にも伝わっていることを説明し、安心して接することができるように働きかけます。また、息を引き取ったときに慌てないように、これまで看取りに向けて備えてきたことを一緒に確認し、準備が整っていることを伝えます。

1 医療者が立ち会わない場合

1 連絡方法の確認

　在宅療養では、医療者が立ち会わないところで臨終を迎えることが多くあります。そのため、事前に「意識と呼吸の状態を観察して、下顎呼吸がみられるときには連絡をする」など、具体的に連絡するタイミングを伝えます。連絡を受けた際には、家族の様子から不安や焦りの状況を判断し、自宅に到着するまでどれくらいかかるか伝えます。

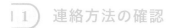

　また、医師の到着が先になる場合も、到着時間を伝えます。

「先生はあと○分ぐらいで到着するとのことです」

　このとき、家族だけで看取ることへの不安を軽減できるように声をかけます。家族で後悔のない最期のときを過ごせるように、またお別れの言葉や感謝の気持ちを家族で分かち合えるように促します。「到着までの時間、皆さんで話しかけてあげて、お別れの時間を過ごしてください」

2 死亡の状態の説明

　死亡診断は医師が行いますが、息を引き取った状態について、表3-1に示すような内容を事前に家族に説明しておきます[1]。死は、呼吸と心臓の不可逆的な停止、瞳孔散大（対光反射の消失）で確認します。このような状態に気づいたら、医師または看護師に連絡するように伝えます。連絡の順番やタイミングについては、事前に医師と相談して決めておき、家族に伝えます。

3 スタッフへの準備教育

　独居の人の場合、看取りの場に立ち会う可能性のあるヘルパーなどへの準備教育が必要です。連携する方法について、シミュレーションしておくとよいでしょう。

2 >+ 看護師が立ち会う場合

　看護師が、血圧の低下、脈拍が弱くなる、手足のチアノーゼ、尿

表 3-1　死亡の状態

●呼吸が完全に止まり、胸や顎の動きがなくなる
● 3 分以上呼吸がなければ、完全に止まったと考えてよい
●心臓の動きが止まり、脈が触れない
●声をかけても反応がなく、ぐったりしている
●手足が冷たくなり、皮膚が暗紫色に変わる
●尿失禁、便失禁があることもある

量の低下、呼吸の変化など、死の徴候をアセスメントします。死が間近と判断されたら、家族に看護師としての見解を伝え、主治医に連絡します。臨終の場に立ち会うときには、家族の不安を和らげることができるように、呼吸の変化の様子などを伝えます。

「だんだんと呼吸が弱く、止まっている時間が長くなってきました。聴力は最後まで保たれていると言われています。いつも聞いているご家族の声を聴くことで安心できると思います」

また、最期を看取ることができたと思えるように、家族に声をかけます。

「手を握ったり、体をやさしくさすったりしてあげてください。ご家族がそばにいることがわかって安心できると思います」

家族が最期まで本人に寄り添い、静かに見守ることができるよう支援します。

3 悔いのない看取りのための支援

臨終の場では、看護師は、亡くなる人の尊厳が守られるようなケアを心がけます。同時に、遺される家族にとって悔いのない看取りとなるように支援します。

家族は、これまでに本人と共に様々な痛みを経験しています。どれほど熱心に介護していたとしても、臨終のときには「十分に介護できただろうか」「あのときほかの選択をしていたらよかったのだろうか」という後悔の気持ちをもつことがあります。死亡を告げられたときには、本人へのねぎらいと同時に、家族にも

「お疲れさまでした。本当によくなさいましたね」

とこれまでの介護をねぎらう言葉をかけることが大切です。

事例

家族と共に闘病生活を振り返る

■事例の概要

　Dさん、70歳代、男性。肺がん。妻（70歳代）、娘（40歳代）と3人暮らし。妻から「夫の息が止まりました」と連絡があり、訪問しました。

■闘病生活の振り返り

　訪問看護師は、亡くなったDさんに挨拶をしてから、泣いている妻と娘に、体力的にも心理的にも極限の状態で頑張ってきたこと、最後まで自宅で過ごしたいというDさんの意思を支えられたことをねぎらい、言葉にして伝えました。妻は「家で過ごせて本当によかったです。看護師さんにはお世話になりました。それまでうなっていたのに、看護師さんの顔を見たらお父さんがニコッとしたのが忘れられません」と、闘病生活を振り返って話しました。

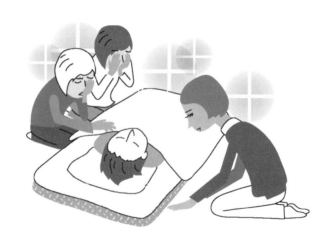

1）宮崎和加子, 竹森志穂, 伊藤智恵子, 他 (2016). 在宅・施設での看取りのケア. 日本看護協会出版会, p.81-82.

死亡時の対応①
訪問宅へ向かう前

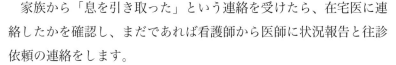

1 他職種への連絡

　家族から「息を引き取った」という連絡を受けたら、在宅医に連絡したかを確認し、まだであれば看護師から医師に状況報告と往診依頼の連絡をします。

　また、担当のケアマネジャーにも連絡し、以降に訪問予定のある介護スタッフやリハビリテーションスタッフ、医療機器取り扱い業者など、ケアチームのメンバーへの連絡を依頼します。

2 必要物品の準備

　死亡後の処置に必要な手袋やタオルなどは、基本的には訪問宅の物品を使用します。しかし、挿入されているカテーテル類を抜去するためのシリンジや、創部を保護するためのドレッシング材やテープ類などは、足りない物品がないように持参します。保湿剤として用いるクリームやワセリン、ひげ剃りや化粧品など、エンゼルケア（死亡後の処置）セットとして訪問看護ステーションに準備してあ

在宅での終末期医療の現状とその課題

　在宅での終末期医療に関する研究[1]では、病院医師が往診を担当する場合などでは、入院患者や外来患者の対応が一区切りしてからでないと医師が訪問できないなど、「医師との不確実な連絡体制」や「緊急往診体制の困難」という状況が明らかになり、「タイムリーな死亡確認の困難」が課題としてあげられています。

　その一方で、「医師との綿密な情報共有」「医師の明確な死亡時の方針」など、医師と訪問看護師、医師と医師との連携がうまく機能して、死亡確認が実施できている例があることも示されました。

　これらから、「医師と看護師間の統一した方針」の取り決めを事前にもつことが、看取りを担う訪問看護師にとって重要な任務であることがわかります。

る場合は、それも持参します。

③ ✈ 初めての訪問宅の場合

　今までに担当したことのない訪問宅の場合、まずは本人の名前をフルネームで確認します。終末期・臨死期に近づいている時点で、担当看護師とカルテなどで情報共有している内容を確認し、在宅療養の様子や直近の状態を把握します。担当看護師に連絡できれば、使用物品の配置などの情報も確認して訪問します。

1）長谷川健美, 高野政子, 市瀬孝道 (2016). 在宅における終末期患者の死亡確認の現状と特定看護師の役割―訪問看護師のインタビューから. 看護科学研究, 14 (1) : 1-10.

死亡時の対応②
訪問宅に着いてから

1 ➤➤ 死亡診断前に到着した場合

1 家族への声かけ

　在宅療養の経過を支えてきた看護師にとっても、その人の人生の終焉にかかわる時間を家族と共に過ごしてきたので、喪失や悲嘆の感情が湧き起こると思います。訪問宅に着いたら、それまでの家族とのかかわりのなかで培われてきた関係性に基づいて、素直な気持ちで家族に声をかけます。

2 ご遺体の確認

　訪問看護師が医師より先に到着した場合、本人の様子から異状死でないことを確認し、心拍動停止、呼吸停止、瞳孔散大（死の三微候）をさりげなく観察します。

　「穏やかな表情を見て安心しました。○○さんは苦しむことなく、最期も安らかに過ごされたのですね」

　家族が安堵するように、本人が苦痛なく最期を迎えたと思われる

ことを伝えます。

　もし、体位を整えたり、お水をあげたりするなど何らかの介護途中やその直後に呼吸が乱れ、それが死につながったのではないかと家族に動揺や後悔がみられる場合には、

「看護師がケアしている途中に息を引き取ることもあるのです。ご家族が心を込めてしてくださっていた気持ちは○○さんに伝わっています。その様子に安心して逝かれたのでしょう」

など、家族が背負っている責任感や罪悪感から解放されるような声かけをします。

 3　傾聴

　医師の到着を待つ間、家族には本人のそばに寄り添うよう促し、思いが表出できるように、看護師は傾聴に徹します。

「穏やかなお顔で眠っているようなのは、最期までご自宅でという○○さんの思ったとおりに過ごせたからですね。その決断をされ、実行されたご家族は、本当に素晴らしいと思います。短い期間でしたが、私もご一緒させていただき、ありがとうございました」

　家族が良い看取りができたと感じられるように、またその看取りに同伴できたことに対しての感謝の気持ちを伝えます。

　これまでに担当したことのない訪問宅の場合は、名刺を渡して所属と氏名を伝えます。その後は、担当看護師から本人や家族の様子を折に触れて聞いていたことを伝えます。その場にいる家族の話を丁寧に聞き、心情を察します。

「これまでご本人が希望するように暮らしてこられたのは、ご家族の理解や協力があったからです」

　その日まで介護に携わってきた家族を尊重し、敬意を表する気持ちを伝えます。

NGワード

医師の死亡確認前に、

「すでにお亡くなりになっていますね。ご葬儀に向けて準備をしましょう」

など、死亡を宣告する言葉や、葬儀の手配に関する言葉をかけてはいけません。また、看取りのときに同席していなかったのに、

「苦しまなくてよかったですね」

などと、苦痛がなかったと決めつけ、それを「よかった」と評価しないようにしましょう。

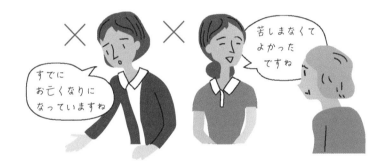

2 ≫ 死亡診断時に同席した場合

　家族や親族がその場に揃っていることを確認し、テレビなどがついていれば消します。医師が死亡を確認するまでは、心肺停止状態であっても亡くなっているとは言えません*。予定していた家族や親族が揃い、状況が整ってから、医師が死亡確認します。『死亡診断書（死体検案書）記入マニュアル』[1] では、「『死亡したとき』の欄に書く時刻は死亡確認時刻ではなく、死亡時刻を記入する」とあ

*：医師による死亡確認については、第Ⅰ部「3　看取り期の支援、死亡時の対応」表3-1 参照。

表 5-1 死亡診断書

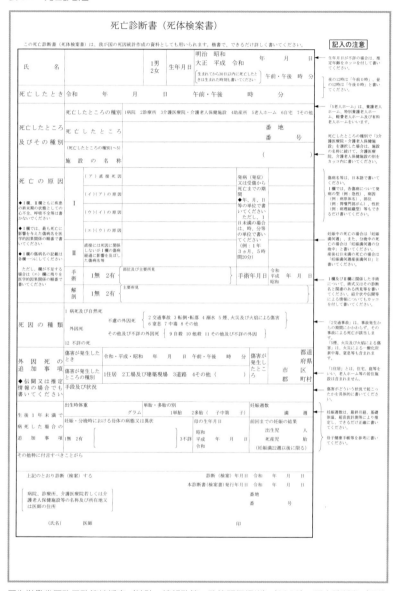

厚生労働省医政局政策統括官（統計・情報政策，政策評価担当）（2020）．死亡診断書（死体検案書）記入マニュアル．令和2年度版．p.4．より引用

りますが、病死または自然死の場合は、死亡確認時刻と死亡時刻は同義とされています（表5-1）[1]。

　医師からの、病状の経過や死亡診断書に書く死因についての説明を家族と共に聞き、必要があれば医師へ補足を促します。

　説明の後、医師から、「よく頑張りましたね」「とても立派な方でした」「いつも私たちに優しい言葉をかけてくださいました」などの本人への敬意を表す言葉があれば、看護師も気持ちを表出し、家族が思いを口に出せるように、ゆったりとした態度で傾聴します。

　医師が「眠るように旅立たれたようですね」「つらさはなかったと思います」など、最期に苦痛がなかったことを説明し、さらに、「ご家族の皆さまもよく頑張りましたね」「ご本人も安心されて幸せそうに過ごしていました。一番良い選択だったのではないでしょうか」など、家族へのねぎらいの言葉や家族の選択が間違っていなかったことを改めて伝えることで、家族のこれまでの介護が報われます。「ここで最期を迎えられて良かった」「天寿をまっとうさせてあげることができた」と家族が心から思える、達成感のある看取りにつながります。

第II部
在宅編

 NGワード

ねぎらいの言葉として
「ご苦労様でした」
と言うことがありますが、目上の方に対しては失礼にあたります。また、遺族の発言への同調ならばよいかもしれませんが、
「大往生だったと思います」
「年齢的に悔いはないですね」
などと看護師が声をかけることは、自分の価値観を押しつけることになり、「まだまだ生きていてほしかった」と願う遺族の気持ちに反することになるので注意しましょう。

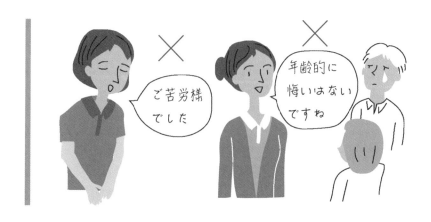

③ → 死亡診断後の家族への接し方

⑴ 臨終に立ち会えない家族への声かけ

　一般的に、家族や親しい人に囲まれずに迎える臨終は「寂しい旅立ち」といわれます。また、「人の死ぬ瞬間は厳粛なものであるから、そのときに立ち会いたい」という気持ちをもつ人も多いと思います。しかし、実際には最期の瞬間に立ち会うことのできない家族もいます。

　家族が遠方に住んでいるなど、前もって立ち会うことのできない状況が予測される場合は、心置きなくそのときを迎えられるように、

「臨終に立ち会うためにどんなに準備をしていても、ちょっと買い物に出かけた間やトイレに立っている間にひっそりと息を引き取ることもあります。これは苦しまなかった証拠です。そんなふうに、太陽が沈むみたいに自然に旅立たれるようにサポートしていきますね」

などとあらかじめ説明します。また、本人の様子を頻繁に報告する

ことで、孤独感を感じているのではないかという危惧や不安を軽減できるように努めます。亡くなったあとには、

「遠くにお住まいなのに、これまでよく見守られましたね。簡単にできることではありません。心から敬意を表します。○○さんが教えてくれた生き方と、一緒に過ごした時間が、きっとこれからの人生を支えてくれると思います。○○さんはずっと見守ってくれると思います」

と、悔いが残らないように、また、今後に向けて新たな力が得られるように声をかけます。

第Ⅱ部

在宅編

2 死亡診断後に到着した家族への配慮

死亡診断後の到着となった家族や親族が非難されないように、配慮をもって接しましょう。「間に合わなかった」ではなく、「間に合った」と思えるように、故人の手を握ったり体をさすったりして体の温もりが感じられるようにします。また、ほんの少し前まで生きていたという証が感じられるように、死亡後の処置を共に行うなど促します。

4 ✈ 死亡後の医師の診察

1 医師法による規定

医師は、自ら診察しないで診断書※を交付することが法律で禁止されています。そのため、診療中の患者が死亡した場合、これまでその患者の診療を行ってきた医師は、たとえ死亡に立ち会えなくとも、死亡後に改めて診察し、生前に診療していた傷病に関連する死亡であると判定できる場合には、医師法第20条の規定により、死

※：ここでいう「診断書」には、死亡診断書も含まれる。

表 5-2　無診察治療等の禁止（医師法第 20 条）

> 　医師は、自ら診察しないで治療をし、若しくは診断書若しくは処方せんを交付し、自ら出産に立ち会わないで出生証明書若しくは死産証書を交付し、又は自ら検案をしないで検案書を交付してはならない。但し、診療中の患者が受診後 24 時間以内に死亡した場合に交付する死亡診断書については、この限りでない。

表 5-3　医師法第 20 条ただし書の適切な運用について（通知）

> 1　医師法第 20 条ただし書は、診療中の患者が診察後 24 時間以内に当該診療に関連した傷病で死亡した場合には、改めて診察をすることなく死亡診断書を交付し得ることを認めるものである。このため、医師が死亡の際に立ち会っておらず、生前の診察後 24 時間を経過した場合であっても、死亡後改めて診察を行い、生前に診療していた傷病に関連する死亡であると判定できる場合には、死亡診断書を交付することができること。
> 2　診療中の患者が死亡した後、改めて診察し、生前に診療していた傷病に関連する死亡であると判定できない場合には、死体の検案を行うこととなる。この場合において、死体に異状があると認められる場合には、警察署へ届け出なければならないこと。

（平成 24 年 8 月 31 日、医政医発 0831 第 1 号）

亡診断書を交付することができます（表5-2）。

　また、最終の診察後24時間以内に患者が死亡した場合においては、これまでその患者の診療を行ってきた医師は、死亡後に改めて診察を行うことなく「生前に診療していた傷病に関連する死亡であることが判定できる場合」*には、医師法第20条ただし書の規定により、死亡後に改めて診察を行うことなく、死亡診断書を交付できます（表5-3）。

2　「情報通信機器(ICT)を利用した死亡診断等ガイドライン」による規定

　これまでは、医師法により死亡後の医師の診察が求められてきましたが、2016年の「規制改革実施計画」において、在宅での穏やかな看取りが困難な状況に対応するため、情報通信機器（information

---

＊：医師が、死亡後に改めて診察を行うことなく「生前に診療していた傷病に関連する死亡であることが判定できる場合」としては、たとえばその患者の死亡に立ち会っていた別の医師から死亡状況の詳細を聴取することができるなど、ごく限られた場合である。なお、このような場合であっても、死亡診断書の内容に正確を期するため、死亡後改めて診察するよう努めることとなっている。

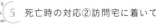

表 5-4　情報通信機器（ICT）を利用した死亡診断等を行う際の要件

ICT を利用した死亡診断等を行うためには、次に示す (a) 〜 (e) すべての要件を満たすことを要する
(a) 医師による直接対面での診療の経過から早晩死亡することが予測されていること
(b) 終末期の際の対応について事前の取決めがあるなど、医師と看護師と十分な連携が取れており、患者や家族の同意があること
(c) 医師間や医療機関・介護施設間の連携に努めたとしても、医師による速やかな対面での死後診察が困難な状況にあること
(d) 法医学等に関する一定の教育を受けた看護師が、死の三兆候の確認を含め医師とあらかじめ決めた事項など、医師の判断に必要な情報を速やかに報告できること
(e) 看護師からの報告を受けた医師が、テレビ電話装置等の ICT を活用した通信手段を組み合わせて患者の状況を把握することなどにより、死亡の事実の確認や異状がないと判断できること

厚生労働省（2017）. 情報通信機器（ICT）を利用した死亡診断等ガイドライン. より引用

第II部　在宅編

and communication technology：ICT）を用いた死亡診断等の取り扱いについて早急に具体的な運用を検討し、規制を見直すことになりました。2017年には「情報通信機器（ICT）を利用した死亡診断等ガイドライン」[2] が策定され、ICTを利用した死亡診断等を行う際の要件が明らかにされました（表5-4）。

このガイドラインにおいて、医師による遠隔での死亡診断をサポートする看護師が受けなければならないとされる法医学等に関する教育研修が、厚生労働省の委託を受けた日本医師会によりすでに開始されています。

在宅での看取りに関し、このような動向があることを付記しておきます。

5 他職種への連絡

家族が死亡診断書を受け取ったら、葬儀社を決めているか確認し、死亡届の提出は葬儀社が代行できることなどを伝えます。

家族や親族の様子が落ち着いているようであれば、担当のケアマネジャーや医療機器取り扱い業者などへ連絡したか確認し、まだで

あれば連絡するように伝えます。また、医療用麻薬を使用していた場合、残薬の返却方法についてあらかじめ薬局と取り決めをしておくか、そうでなければ家族から連絡する旨を説明します。

　共有しているカルテなどへ記載できる場合、臨終の場に同席していない他職種に対して、そのときの様子や家族の言葉などを記入し共有します。

　いずれにしても、家族や親族の様子をみながら、その後の処置に向けて心の準備や物品の準備が整うように調整していきます。

1）厚生労働省医政局政策統括官（統計・情報政策，政策評価担当）（2020）．死亡診断書（死体検案書）記入マニュアル．令和2年度版．＜https://www.mhlw.go.jp/toukei/manual/dl/manual_r02.pdf＞[2020. March 18]
2）厚生労働省（2017）．情報通信機器（ICT）を利用した死亡診断等ガイドライン．＜https://www.mhlw.go.jp/content/10800000/000527813.pdf＞[2020. March 18]
3）日下部明彦，平野和恵，池永恵子，他（2014）．地域の多職種で作る「死亡診断時の医師の立ち居振る舞い」についてのガイドブック．＜http://www.zaitakuiryo-yuumizaidan.com/docs/booklet/booklet29.pdf＞[2020. March 18]

6 エンゼルケア （死亡後の処置）

　エンゼルケア（死亡後の処置）は経験したことのない人も多く、初めての際には不安に思うものです。グリーフケアの一環として、家族が共にエンゼルケアを行うことで、故人への気持ちがあふれ出て言葉となり、気持ちの整理につながるといわれています。しかし、すべての人にとって良い経験となるわけではありません。看護師と一緒にご遺体へのケアを行った家族において、9割近くは「行ったことに満足」していましたが、およそ2割が「体の傷や腫瘍、管が入っているところは見たくなかった」「悲しい気持ちが増した」など否定的な経験をしたと報告されています[1]。すなわち、一方的にケアへの参加を勧めるのではなく、家族の反応をアセスメントしたうえで、同意を得る必要があります。

　エンゼルケアは、故人のぬくもりを感じながら美しく整えることによって旅立ちを準備するという目的があります。この目的を説明することで、家族の参加への戸惑いが軽減するかもしれません。また、家族が参加するにあたっては、身体症状や処置から考えられる死後の変化に配慮し、傷の露出を避けるなどの配慮が必要です。

　エンゼルケアを始める前には必ず、

「皆さま、お別れはできましたか。どなたか到着をお待ちしたほう

と尋ね、すべての家族がお別れをすることができたか、ケアを始めてもよいか確認します。到着が遅れている家族がいる場合は、待ったほうがよいのかを確認します。

1 ✈ 自宅の場合

　自宅で亡くなった場合、医療的な処置や輸液量が少ないことが多く、穏やかに死に向かうため、ご遺体は比較的良い状態です。故人の尊厳を保ち、家族の悲嘆を和らげるため、生前の状態をできるだけ保つように心がけます。

　そのためには、ご遺体にみられる変化を知ることが必要です。表6-1[2] にご遺体の変化と管理を、図6-1[3] に変化の現れる目安の時間を示します。

　自宅での死は、住みなれた場所で、これまで生きてきた生活のなかで迎える死です。介護を続けてきた家族にとっては、エンゼルケアは、故人に行える最後のケアといえます。ケアの中心はいうまでもなく本人と家族であり、本人と家族の意向が最優先されます。どのような最期を迎えたいかについて、本人・家族と事前に話し合っていれば、希望に沿ったエンゼルケアを実施することができます。

　エンゼルケアの実施については、看護師が行うか葬儀社の職員が行うか、事前に検討しておいてもらいます。看護師が行う場合は、規定の料金がかかることを説明します。

1 エンゼルケアの流れ

　死亡が確認されたら、ベッドの周りを整え、機器類は片づけます。家族や親族だけで心置きなくお別れができる時間を十分に確保します。エンゼルケアを行う際には、

表 6-1　ご遺体の変化と管理

体温維持機能の喪失	●恒常性の喪失によって体温維持機能が喪失 ●周囲の環境温度へ同化するため、遺体の安置されている部屋の気温や湿度、衣類、寝具に大きく影響を受ける
蒼白化、死斑	●血液循環が停止し、血漿と血球が分離して比重の重い赤血球が身体下部に集中 ●死後 30 ～ 60 分で顔面は蒼白化、背面部に死斑出現
色調変化（黄疸変化）	●ビリルビン色素の変化（酸化）による色調の変化 ●顔全体（眉毛、ひげ、髪の生え際）に強いクスミ出現 ●死後 24 ～ 36 時間で黄色から淡緑色に変化
筋の弛緩と硬直	●死によって中枢神経の支配が失われると随意筋が不随意状態となり、死後硬直前のわずかな時間に弛緩が発生し、表情筋の弛緩が穏やかな表情をつくる ●硬直は、死後 1 時間前後より始まり、一般的に最初に顎関節に硬直が現れ、その後上肢から下肢へ移行する ●下顎呼吸は顎関節の筋硬直を早める因子であるため、生前に下顎呼吸がみられた場合は早期に口腔ケアや顎固定を行う
乾燥	●代謝機能の停止と水分補給停止により乾燥が進行する ●遺体と周囲湿度との差が大きいほど乾燥しやすい ●クリームなどで人工的に皮膜を形成する ●遺体に最もよい環境は、気温 4 ～ 6℃、湿度 70%
腐敗	●遺体内でも細菌増殖のための環境は整っており、腐敗が起こる

高橋洋子（2015）．エンゼルケアの実際．全国訪問看護事業協会（編），訪問看護が支えるがんの在宅ターミナルケア．日本看護協会出版会，p.213-214. より引用し，著者作成

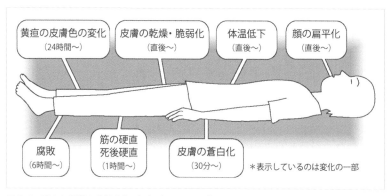

図 6-1　様々な死後の身体変化　（　）内は現れる時間の目安。

「小林光恵：死亡後の処置，整容～お別れ支援のお手伝い～，看取りケア プラクティス×エビデンス―今日から活かせる 72 のエッセンス（宮下光令，林ゑり子編），p.83, 2018, 南江堂」より許諾を得て改変し転載

「お体をきれいにして差し上げたいと思いますが、ご一緒にケアをしていただけるご家族はいらっしゃいますか」

と声をかけ、家族に参加の意向を尋ねます。エンゼルケアの目的を説明し、家族の希望に添って進めます。

　以下、具体的な流れと、その根拠を説明します[3]。

■カテーテル、チューブ類の処置

　点滴やカテーテルなどを挿入していた場合は、基本的には抜去します。しかし、ご遺体は、体内の凝固因子が大量に消費されるため出血傾向になります。留置針などを抜去した後の圧迫が不十分であると、じわじわと出血が続きます。穿刺部からの持続出血や皮膚の変色は、ご家族にとっては痛々しく、心配を引き起こします。出血を防ぐため、圧迫をし、漏血を予防します。

■顔の保清

　死亡直後は、顔の表情筋が不随意状態となり、重力により下垂し、扁平化します。皮膚に負担をかけないように、クリームを使用して優しくクレンジングやマッサージをすることで、おだやかな表情に整えます。その後、蒸しタオルで汚れやクリームを拭き取ります。

■口腔ケア

　死後1時間で顎関節の硬直が始まり、口の開閉が難しくなるため、口腔ケアは硬直前に行います。特に、死亡前に下顎呼吸がみられた場合、できるだけ早く実施します。

　口腔内の汚れを綿棒やガーゼで拭い取ります。義歯を使用していた場合は、家族に入れるかどうか確認します。やせて合わなくなっている場合があるので、無理に入れず、薄く伸ばした綿で調整します。顔に貼ってあったテープ類を剥がすときや、顔を剃るときは、皮膚が脆弱になっていることに注意して丁寧に行います。乾燥しやすい部位には、クリームやオリーブオイルを塗ります。口が閉じな

い場合は、下顎の下にタオルを丸めて入れます。タオルは下顎硬直が発生したらはずします。後頭部の枕を高くし、頸部を前屈する方法もあります。

■体の保清

腐敗を進めないため、体幹内部を温めないように入浴よりもシャワー浴が適しています。清拭を行う場合は、排泄物が付着しているものを取り除きます。手浴や足浴に合わせて実施するのもよいでしょう。着衣から出ている顔や手、足は乾燥しやすいので、クリームなど油分のあるものを塗布します。家族にも皮膚が乾燥しやすいことを伝え、適宜クリームを塗ってもらうとよいでしょう。

■更衣

家族が準備した衣類に着替えさせます。側臥位になると便漏れをすることがあるので、仰臥位で実施します。更衣の際に、腹部と胸部を保冷剤などで冷やします。

■冷却

腐敗予防のため、最低限、腹部と胸部を保冷剤や氷で冷やします。冷却は、更衣の際に行うとよいでしょう。

■エンゼルメイク

保湿、乾燥予防、化粧下地として、乳液を顔や耳、首になじませます。化粧は、生前の元気なときの顔を知っている家族に手伝ってもらうか、教えてもらいながら実施するとよいでしょう。

メイクのあとでヘアスタイルを整えます。

2 辞去の挨拶

看取り後は、家族や親族が集まっており、葬儀の準備もあることから、速やかに辞するようにします。家を出る際には、

「本当にお疲れさまでした。良いお看取りができたのもご家族の頑張りがあったからだと思います」

など、家族へねぎらいの言葉をかけます。

2 ➤➤ 施設の場合

施設では、常に家族が付き添っているわけではありません。看護師には、本人の状態を日々観察し、先のことを見越して家族に連絡や相談をしながら、本人が最期までその人らしく生活でき、家族が看取れるように支援することが求められます。

家族の意向にもよりますが、異変があるときや残された時間が少なくなったときは、早めに家族に知らせ、本人に付き添えるように手配します。しかし、家族の到着を待たずに息を引き取ることもあります。そのようなときは、看護師から最期のときの状態を伝え、家族がお別れをすることができるように声をかけるなどの配慮が大切になります。

1 お別れの時間の確保

家族が十分にお別れができるように配慮します。ご遺体の姿勢を整え、酸素や点滴などの医療器具をはずします。また、ベッド柵もはずし、お別れができるスペースをつくります。

最期に立ち会えなかった場合は、

「これまで一緒に療養を支えてこられたご家族のお気持ちを○○さんはわかっていらっしゃると思います」

などと、立ち会えなかったことを後悔しないような言葉かけが必要です。

医療者に遠慮して十分なお別れを言うことができない、泣きたくても泣けない人もいるので、家族だけの時間がもてるように配慮します。

2 エンゼルケアの流れ

エンゼルケアは、家族と共に療養生活をねぎらい、故人への思い
を表す時間でもあります。療養生活を支えてきた家族へ、ねぎらい
の言葉をかけてから始めます。

エンゼルケアは、家族が故人へ行う最期のケアです。亡くなった
現実を受け止め、別れの悲しみを和らげることができるといわれて
います。しかし、自主的な参加を原則として、強いることのないよ
うにしましょう。故人を前に戸惑っている家族には、

「ご一緒に旅立ちの準備をしませんか？」

「お化粧のご相談をさせてください」

などと、声をかけます。

通常は医師の死亡診断後に行いますが、医師の方針によっては医
師の診断前に看護師が死の三徴候（心拍動停止、呼吸停止、瞳孔散
大）を確認し、エンゼルケアを先に行う場合もあります。

エンゼルケアが終わると、退去の準備が整ったことになります。

3 お見送り

前もって葬儀社を決めている家族へは、医師による死亡宣告が行
われた後に今後の流れを説明し、葬儀社への連絡を依頼します。葬
儀社の心当たりがない場合は、施設から葬儀社を紹介するので、連
絡先を把握しておきましょう。

死亡診断書に記載されている故人の名前、生年月日に間違いがな
いか確認してもらい、葬儀社に渡すよう伝えます。また、料金の支
払い時期や方法について説明します。家族に心理的な負担をかけな
いように、落ち着いてからで構わないことを伝えます。

葬儀社が到着したら、お見送りとなります。家族をねぎらい、心
をこめて言葉をかけます。姿勢を正し、厳粛な態度で見送りましょ

う。きちんと一礼をして、出ていく車を最後まで見届けます。

4 他職種への連絡

　療養中にかかわった他職種（ケアマネジャー、薬剤師、医療機器取り扱い業者など）に連絡します。独居の生活保護受給者の場合は、事前に担当のケースワーカーに連絡し、亡くなった際にどこに連絡するのかなどの対応を確認しておきます。

1）山脇道晴, 森田達也, 清原恵美, 他（2015）. 遺体へのケアを看護師が家族と一緒に行うことについての家族の体験と評価. がん看護, 20（6）：670-675.

2）高橋洋子（2015）. エンゼルケアの実際. 全国訪問看護事業協会（編）, 訪問看護が支えるがんの在宅ターミナルケア. 日本看護協会出版会, p.212-221.

3）小林光恵（2018）. 死亡後の処置, 整容―お別れ支度のお手伝い. 宮下光令, 林ゑり子（編）, 看取りケア プラクティス×エビデンス, 南江堂. p.79-96.

4）川越厚（2013）. がん患者の在宅ホスピスケア. 医学書院, p.103-104.

5）嶺岸秀子, 千﨑美登子（編著）（2008）. がん看護の実践-1 エンドオブライフのがん緩和ケアと看取り. 医歯薬出版, p.176-180.

7 グリーフケア

第 II 部 在宅編

1 ▸▸ グリーフケア

　グリーフケアとは、本人が亡くなる前から始まり、死別に伴って遺族が喪の作業を行い、死別後も生きていくことを支援するものです。看護師がかかわる死別後の具体的なグリーフケアには、お通夜や告別式、葬儀への出席、弔電や手紙を出す、遺族訪問や電話、遺族会の開催や紹介などがあげられます。遺族へのグリーフケアにあたり、心にとめておくべき点を表7-1[1] に示します。

表 7-1　**遺族へのケアを行うにあたって心にとめておかなければいけないこと**

- ●喪失に対する反応は人それぞれであるから、その人にとっての意味を尊重する
- ●ケアによって悲嘆のプロセスを早めたりすることはできないのだから、その人のペースを尊重する
- ●再適応するまでには様々な感情を経験することを理解する
- ●悲嘆と平静の間を、否認と受容との間を揺れ動くことを理解する
- ●人は悲嘆から再適応する力（レジリエンス）を持っていることを尊重し、悲嘆が人間的成長への契機になりうることを信頼する
- ●様々な感情が生じることは自然なことであり、その感情を表出することは大切なことである

「広瀬寛子：家族のグリーフ〜お別れ支度のお手伝い〜，看取りケア プラクティス×エビデンス―今日から活かせる 72 のエッセンス（宮下光令，林ゑり子編），p.106，2018，南江堂」より許諾を得て転載

COLUMN　NGワード

「ご遺族の多くは、半年から1年で悲しみを乗り越えて前向きになるって言いますよ」

　グリーフの現れ方や回復の仕方は人によって様々であり、悲しみは固有の経験なので、他人がすべてを知ることはできません。また、グリーフが軽減したとしても、何かのきっかけで悲しみへ引き戻されることもあります。一般論や経験を押しつけるのではなく、その人のありのままを受け入れ、伝えることが大切です。

2 ✈ 遺族訪問

　共に看取りを行った訪問看護師が遺族を訪問することがグリーフケアにつながることがあります。しかし、遺族の現状がわからないなかでの訪問となるため、連絡時に遺族の反応をアセスメントし、十分な配慮をする必要があります。

　訪問した際には、遺族が語る寂しさや悲しみ、故人の思い出などを傾聴します。遺族が泣いたり怒りを表したりする場合は、感情をそのまま受け止めます。自身の感情の揺れを不安に感じている場合は、感情の揺れは自然な反応であることを伝え、感情表出を促します。傾聴しながら、睡眠状態や食事、飲酒や喫煙の量などについて尋ねます。遺族の反応から、複雑化したグリーフ（複雑性悲嘆）のリスクが高いと判断した場合は、専門家へつなげるなども検討します（第Ⅰ部「7　グリーフケア」参照）。

　現在、訪問看護師が遺族を訪問した場合、診療報酬は適用されていません。遺族訪問はボランティアであり、継続的な支援は難しい状況です。今後、看護師によるグリーフケアの有効性を提示することで、支援の可能性が広がるかもしれません。

遺族訪問によるグリーフケア

- -

■事例の概要

Eさん、80歳代、男性。妻（80歳代）と2人暮らし。大腸がんで死亡。

■遺族訪問

四十九日を終えてから、訪問看護師が遺族を訪問しました。妻は、自宅の整理や連絡などで忙しくしている様子でした。訪問看護師は、妻の体調などについて尋ね、思いの表出を促すようにかかわりました。妻は、葬儀に多くの人が来てくれたことが嬉しかったと話し、療養生活の思い出を語りました。

「本当に家で看てあげられてよかった。それができたのは皆さんのおかげです」と話し、自宅での看取りが良い思い出となったことが確認できました。妻と共に故人の思い出を語り合い、看護師も癒される時間となりました。

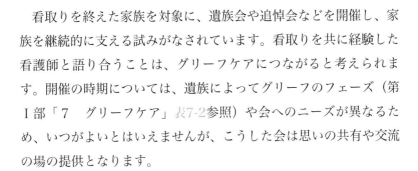

3 ▶▶ **遺族会の案内**

看取りを終えた家族を対象に、遺族会や追悼会などを開催し、家族を継続的に支える試みがなされています。看取りを共に経験した看護師と語り合うことは、グリーフケアにつながると考えられます。開催の時期については、遺族によってグリーフのフェーズ（第I部「7　グリーフケア」表7-2参照）や会へのニーズが異なるため、いつがよいとはいえませんが、こうした会は思いの共有や交流の場の提供となります。

本の紹介

　この世を旅立った「私」から遺された「あなた」へ、優しく語りかけてくれる美しい詩が収められた本を紹介します。
『さよならのあとで』
ヘンリー・スコット・ホランド（詩）、高橋和枝（絵）
2012年、夏葉社

「死はなんでもないものです。
　私はただ
　となりの部屋にそっと移っただけ。」

　かわいらしい挿絵とともに、1ページにほぼ1行ずつ綴られた詩を読むうちに、大切な人とのたくさんの思い出が頭に浮かんできます。
　もともとは詩として読まれたものではなく、神学者でロンドンのセント・ポール大聖堂の司祭であるホランドが説法で語った言葉ですが、葬儀や追悼式など故人を偲ぶ多くの場でよく読まれているそうです。

　原書もまた、そのシンプルな語りと情感がこもった挿絵に、心打たれます。
"Death Is Nothing at All"
Henry Scott Holland
1994, Souvenir Press

　お別れを経験して間もない人にも、長い時間が経った人にも、まだ経験したことのない人にもお勧めです。

1）広瀬寛子（2018）．家族のグリーフーお別れ支度のお手伝い．宮下光令，林ゑり子（編），看取りケア プラクティス×エビデンス，南江堂，p.97-107.

第 III 部

救急外来・災害現場 編

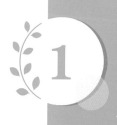

救急外来での死亡の状況と看取りの特徴

1

　第Ⅲ部では、救急外来と災害現場における看取りについて解説します。どちらも、本人や家族が死を想定していない状況であり、心の準備ができていないなかで突然迎える看取りとなります。そのため、このような場で亡くなる患者や傷病者が、できるだけ苦痛なく、尊厳をもって最期を迎えられるケア、また家族など親しい人の衝撃が減じられ、最期の時間を大切に過ごせるための看取りのケアについて考えていきます。

1 ➤➤ 救急外来とは

　日本の救急医療は、医療法に基づいて一次（初期）、二次、三次の３つの救急医療機関に分類・整備され、医療が提供されています。一次救急医療機関は、軽症で入院を必要としない傷病者が独歩で来院する場所であり、救急車により搬送される中等症以上の傷病者は、二次もしくは三次救急医療機関（救命救急センター）に搬送されます。

　2017年では、日本全体で年間約573万6,000人が救急搬送され、このうち1.4％に相当する約７万8,000人が救急外来で亡くなって

います[1]。亡くなる人の内訳は、1％が18歳未満、16％が成人、83％が65歳以上の高齢者です[1]。

　救急外来の役割は、突然の病気の発症や急激な悪化、あるいは中毒や外傷などにより急激な健康問題を生じた人の救命や心身の状態の安定化を図ることです。そのため、必要な医療が安全に滞りなく提供できるよう、様々な医療機器が整備・配置されています。効率よく医療を行うためには必要なことですが、患者や家族にとっては、見慣れない機械が並ぶ非日常的で緊張感が高まる空間といえます。一方で、救命のための医療が施されている間は、充実した医療環境や緊迫感をもって働く専門職の姿に、患者の救命のために最善が尽くされていると肯定的にとらえる家族もいるでしょう。

2 救急初療室の状況

　救急外来では、生命が危機的な状況にある人ほど、治療の優先順位の上位に位置づけられ、このような患者は、救急車から降ろされると、重症者の治療を行う救急初療室に移送されます。患者はそこに入室すると、医療者に取り囲まれ、モニター類が装着され、救命のための処置が開始されます。なかには、病院到着前から救急救命士による心肺蘇生を受けながら入室する場合もあります。

　自宅や職場で倒れた患者の場合、救急車に家族や同僚が同乗していることがありますが、通常は待合室などに案内され、患者の処置が行われる間、そこで待つことになります。そして、救急初療室に迎え入れられる様子や、救急初療室に医療者が慌ただしく出入りする様子をみることになります。そして、患者が厳しい状態であり、命が助からないかもしれないと最悪の事態を想定しながらも、何とか助かってほしいと一心に願いながら、処置が終わるのを今か今かと待ち続けます。

第III部　救急外来・災害現場編

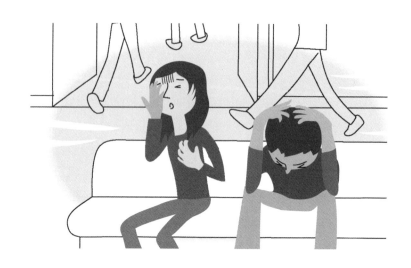

3 ≫ 救急外来での死亡

　救急初療室に入室する患者への救命処置は、もうこれ以上救命の手立てがないと判断されるか、呼吸や循環動態がある程度落ち着き、専門的な治療へと移行することができる状況になるまで続けられます。処置に要する時間は、患者の状態により30分程度から数時間に及ぶことがあります。

1 心肺蘇生を行わない場合

　救急隊が現場に駆けつけた際に、患者が心肺停止状態にあり、心肺蘇生を行いながら病院に到着し、そこでより専門的な救命処置を行っても心拍が再開しない場合では、患者の年齢、既往症、外傷の場合の受傷機転などから、比較的短時間のうちに、救命困難と判断されるかもしれません。たとえば、救急初療室入室時に、すでに死後硬直が始まっているなど、明らかに死亡しているとわかる場合には、心肺蘇生は行われません。また、がんや難治疾患の末期状態にあり、救命することが患者にさらなる苦痛を与えると考えられる場

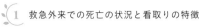

合や老衰による場合、さらには、患者の診療録や所有物などから、蘇生措置拒否（do not attempt resuscitation：DNAR）の事前意思が確認された場合などでは、家族にも意向を確認したうえで、心肺蘇生を行わない場合があります（「3　心肺停止状態での搬送②」COLUMN参照）。

2　救命処置が行われる場合

　一方で、多発外傷など大血管の損傷により出血が持続している場合などで、少しでも救命の可能性がある場合は、ショック状態（急性循環不全）に対する輸液をしながら、出血部位の特定と止血のための処置が行われます。このような状況では、治療に時間を要し、場合によっては緊急手術となります。この途中で、失血が食い止められず容態が急変し、心配停止に至る場合もあります。

　また、脳内出血や硬膜下出血、硬膜外出血などの患者では、搬入時は会話ができるような状態であったのに、時間の経過とともに急激に血種が増大して頭蓋内圧が亢進し、短時間で脳ヘルニアを生じ、心肺および呼吸停止に至ることがあります。

3　救急初療室で迎える患者の死

　このように、救急初療室で迎える患者の死には、①入室時に明らかに息を引きとっている場合、②入室前から心肺停止状態にあり、多少なりとも蘇生の可能性があったが心拍が再開しない場合、③入室時には心拍や自発呼吸があったが、致命的な病態のために医療的処置が功を奏さず初療で心肺停止する場合、があります。いずれの場合も、看取りという行為は、救命困難であると判断される時点から始まり、極めて短時間となることがほとんどです。

　また、患者のなかには、一命はとりとめたものの、数時間以内に確実に死が訪れると予想される人もいます。その場合は、看取りの

第Ⅲ部　救急外来・災害現場編

ためにICUや病棟に入院することが多いのですが、患者の状態や病院の事情、家族の希望などにより、入院しないで外来の一角で看取りを行う場合もあります。

　近年の超高齢社会の特徴の一つとして、在宅療養者や医師不在の高齢者介護施設などから、入所者の看取りを目的に救急要請されるケースも多数報告されています。本来であれば、かかりつけ医により療養してきた場で看取りが行われるのですが、いざそのときになると、周囲がどう対応してよいかわからなくなり、救急車を呼んでしまうというケースも多いと思われます。

人生の最終段階における医療についての一般国民の認識

　末期がんや難治性疾患、老衰などで、人生の最終段階を迎えた人が、救急外来に搬送されることも少なくありません。

　厚生労働省の「人生の最終段階における医療に関する意識調査報告書」[2]によると、人生の最終段階における医療や療養について、家族や医療・介護関係者などと話し合ったことがある人は4割未満でした（第Ⅰ部「Ⅰ　病院での死に向けての準備」図1-3参照）。また、自身が意思決定できなくなったときに備えて、事前に意思表示の書面を作成している人は1割未満（8.1％）でした。

　したがって、人生の最終段階を迎えて救急外来に搬送される人のほとんどは、最期の治療として何をどこまで望んでいるのか、本人の意思が不明な場合が多いのです。また、末期がんや重度の心臓病などで最期を迎える場所として、約3割の人が医療機関や介護施設を希望していますが、その理由として多くの人が「介護してくれる家族等に負担がかかるから」「症状が急に悪くなったときの対応に自分も家族等も不安だから」と述べています。すなわち、在宅にいる患者が臨終を迎えたとき、多くの患者や家族は、予期していたことで救命を望んでいない場合でも、急場の対応に困ったり、臨終の状態かどうかの判断がつかなかったりして、救急要請するなどが予想されます。

このように、救急外来は、救命や回復ではなく、患者と家族にとって安らかに死を迎えられることが期待されている一面もあるといえます。

4 救急外来で死亡する患者の身体の状態

救急外来で亡くなる患者は、ほとんどの場合、亡くなる前に呼吸・循環不全状態となっており、脳は著しい貧血状態になるために先行して意識が消失しています。したがって、患者自身が最期の瞬間まで意識が清明なことはほとんどないのですが、疼痛刺激に反応していなくても聴力は最後まで残るといわれており、声は届いていると考えて、医療者は真摯に対応することが重要です。

積極的な医療を差し控える場合を除いて、基本的に医療者は救命に向けて積極的治療を行うので、患者の体には気管挿管や体内に貯留した血液を抜くための管（ドレーン）、診断や輸液を行うためのカテーテルなどが挿入されるほか、人工呼吸器や体外循環補助装置などが装着されます。また、外傷や火傷、自殺者では、受傷機転により体の一部または全身が損傷、変形、喪失し、局所の皮膚の色が変色している場合があります。さらに、身体の診察や観察や治療のために、衣服はすべて取り除かれ、バスタオルが1枚かけられた状態で処置が進められます。

看護師は、救命処置の妨げとならないよう留意しながら、患者の低体温を防ぎ、人としての尊厳が保たれるよう、こまめに掛け物を調整するなど配慮します。

5 救急外来で危機的状態にある家族の心理と行動

患者への救命処置が行われる間、待合室で待っている家族は、な

ぜこんなことになったのかという悲しみや怒り、助かってほしいという願い、そして患者が死ぬかもしれないという脅威で、胸がつぶれるような思いをしています。救急初療室に医療者が出入りするたびに、何が起こっているのだろうと疑心暗鬼になります。「どんな様子ですか」「どうなっているのですか」と尋ねる家族もいれば、声をかけることを躊躇する家族もいます。それでも内心は、患者の状態を知りたいと思っています。なかには、心肺蘇生に参加したい、処置が行われる間も患者のそばにいたいと希望する家族もいます。

　地域や社会で元気に活動していた人が、予兆なく生命の危機的状態となって搬送された場合や、持病をコントロールしながら生活してきた人が、突然に重大な合併症を発症した場合などでは、家族は患者の死を想像できず、その衝撃は非常に大きいといえます。患者が事故に遭ったことについて、「私がそこに行かせなければよかった。私のせいだ」などと、罪悪感を抱く人もいます。また、慢性疾患で長期療養をしていた人が徐々に悪化し、当人も家族もある程度の死への心づもりができている場合でも、いざそのときになって激しく動揺することもあります。これらの反応には、それ以前の患者の健康状態や年齢、患者との関係性や役割などが大きく影響しています。前述したような、高齢者介護施設での看取りを目的に救急車の要請がなされるケースでは、家族が同伴しない場合や、家族に連絡しても来院できない場合もあります。

　このように、救急外来での看取りには、それぞれの事情をはらんだ様々なケースがあり、家族の心理も一様でないことを理解しておく必要があります。

6 ⇉ 救急外来での看取り

　救急外来で看取りをするということは、ある時点から医療の目的

が救命から看取りへと一転し、医療者には気持ちの切り替えや、ケア目標の再設定が必要になります。

　救命処置の断念が妥当であると医師が判断すると、医師または看護師が待合室の家族に声をかけ、家族は救急初療室へ案内されます。看護師は、家族が入室する前に患者の体に付着している血液や消毒液などを速やかに拭き取り、家族の衝撃ができるだけ少なくなるように整え、きれいなタオルケットや毛布などで体を覆います。

　入室した家族は、医師から、患者の救命が極めて難しい状況であることを告げられます。具体的には、家族が患者のベッドサイドに揃ったところで、医師は家族の了解のもとで胸骨圧迫の手を止め、患者に装着された心電図モニターで心静止となっていることを説明し、自発呼吸がないこと、また瞳孔が散大し対光反射が消失していることを確認し、その場で死亡宣告を行います。これは、家族にとって最もつらい瞬間となります。

　看護師は、しばらくは家族だけで患者に寄り添えるよう配慮します。様々な処置が行われた跡や外傷などがあって、家族は患者に触れることを躊躇うことがありますが、看護師が手を添えて手足に触れたり、話しかけたりできるよう促します。具合が悪くなったり、取り乱したりする家族も少なくないため、安全に配慮し、家族のつらい気持ちを受け止めるように努めます。

 文　献

1）総務省消防庁（2017）．平成30年版 救急・救助の現況．＜https://www.fdma.go.jp/publication/rescue/post7.html＞[2020．March 23]
2）人生の最終段階における医療の普及・啓発の在り方に関する検討会（2018）．人生の最終段階における医療に関する意識調査報告書．＜https://www.mhlw.go.jp/toukei/list/dl/saisyuiryo_a_h29.pdf＞[2020．March 23]

第
Ⅲ
部

救急外来・災害現場編

心肺停止状態での搬送①：心拍が再開しない場合のケア

1 心肺停止状態で搬送される患者とは

 心肺停止状態とは

　心肺停止状態とは、心臓と呼吸が停止した状態をいいます。死亡の診断は医師のみが行う医療行為であり、死亡が確認されていない状態は一般的に「心肺停止状態」と表現されます。2018年に全国で心肺停止状態により救急搬送された患者は12万7,718人であり[1]、1日あたり約350人が搬送されている計算になります。

　救急外来に心肺停止状態で搬送されてくる患者の疾患は多種多様です。心筋梗塞や不整脈など心原性のもの、脳卒中、大動脈解離、悪性腫瘍の末期状態など心原性以外の内因性のもの、交通事故などの外傷や広範囲熱傷、溺水や中毒、自殺など外因性のものに分けられます。

　どのような原因にしても、心肺停止は心臓が脳や内臓に酸素を送り出せない状態であり、救命のためには一刻も早く心拍を再開させる必要があります。心肺停止が5分を超えると脳に障害を残す可能

132

性が高く、8分を超えると死亡する可能性が高くなります。そのため、搬送中から救急救命士により胸骨圧迫などの救命処置が行われます。病院到着後は、速やかに救急初療室とよばれる高度な処置を行うための治療室へ搬送されます（図2-1）。

2 救急初療室で行われる処置

　救急初療室のベッドへ移動後は、複数の医師や看護師により、胸骨圧迫や人工呼吸、薬剤投与のための輸液ルートの確保や採血、気管挿管などの処置が同時進行で行われます。致死的不整脈を認める場合は、除細動機で電気ショックを行います。衣服を丁寧に脱がしている余裕はないため、基本的にハサミで裁断します。適応があれば、大腿動脈などに太いカテーテルを挿入し、人工心肺などの体外循環補助装置を使用する場合もあります。

　このように、重症初療室では、心肺停止の患者に対して一刻も早い心拍再開を最優先の目標に、チームとして全力で診療にあたります。

第Ⅲ部

救急外来・災害現場編

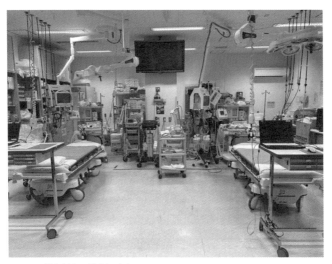

図 2-1　救急外来の救急初療室

　全力で救命処置を行っても、心拍が再開しない場合があります。心拍が再開しないなかで、どの程度の時間、蘇生処置を継続するかについては、ガイドラインや明確な基準がありません。心肺停止時の目撃者の有無や、救急隊到着までに心肺蘇生が行われているかなどの条件によっても変わってきますが、一般的には病院到着から30分程度の蘇生処置を行っても心拍が再開しない場合は、蘇生の可能性が著しく低いため、中止の判断を検討する場合が多いとされます。その際、家族がいる場合は患者の状況を説明し、蘇生処置を継続するかどうかの意思決定を仰ぐことになります。

3 ➤➤ 家族への対応

1 情報収集

　救急外来で心肺停止患者が搬送されてきた際、家族が救急車に同乗していても、病院に到着すれば家族は患者と離され、そのまま受付へ案内され書類の記入などの手続きを行い、待合室で待機することになります。

　家族は搬送中、救急隊により心肺蘇生が行われる状況を目の当たりにし、激しく動揺している場合もあれば、逆に患者の状況を認識していない場合もあります。救急外来は看護師の人数も限られていますが、人員を調整し、できる限り早い段階で家族に接触して、状況を確認します。

　病棟看護師は家族と継続した関係性を少しずつ築くことができますが、救急外来の看護師は初対面の家族に対応する必要がありま

す。まずは家族に対し氏名を名乗り、救急外来の看護師であることを伝えます。

　続いて、患者との関係性を確認しますが、家族が患者と疎遠な場合もあれば親密で関係性が深い場合もあります。また、内縁関係で事実婚の場合や、同性でパートナー関係を結んでいる場合など、多種多様な家族のかたちがあることを理解し、自分の家族観を押しつけないことが重要です。患者の状況を説明しながら家族の精神状態や理解度をアセスメントし、それに応じて介入方法を検討します。

2 ほかの家族への連絡

　危機的な状態を乗り越えるためには、家族間で協力しあうことも重要です。特に病院に到着したばかりで混乱している家族は、ほかの家族へ連絡することまで気が回らないことがあります。ほかの家族からサポートを受けたり、ほかの家族が最期に立ち会えたりできるように、連絡するよう伝えます。

3 蘇生処置の意思決定支援

　蘇生処置に反応せず、心拍が再開しない場合は、家族に蘇生処置を継続するか中止するかの意思決定を委ねることになります。プライバシーが守られ、落ち着いて説明を聞くことができるように、混み合った待合室ではなく、患者相談室などの個室へ家族を案内します。また、医師からの説明に看護師が同席できるよう人員を調整します。

　医師から、心停止状態で搬送され、病院到着後に30分以上蘇生処置を行っているが心拍が再開しないこと、心拍が再開する見込みが低いこと、長時間、脳に酸素が供給されていないことから低酸素脳症となっている可能性が高く、たとえ心拍が再開しても意識が改善する見込みが乏しいことなどが伝えられます。そのうえで、蘇生

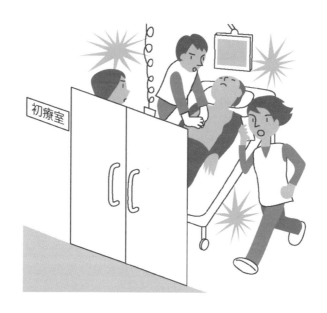

処置をこれ以上継続することは、患者本人の体を傷つけることにも
なるため中止することを提案します。

　蘇生処置について、事前に希望を家族に伝えている人は少なく、
多くの場合、患者本人と意思疎通が図れないなかで、家族は蘇生を
中止するかどうかという生死にかかわる重要な代理意思決定を突然
迫られることになります。看護師は、医師からの説明の場に同席
し、家族の理解度に応じて説明を補足することや、必要に応じて蘇
生の場面に立ち会えるように調整するなど、家族へのかかわりを通
じて代理意思決定ができるよう支援していきます。

 蘇生処置中止後の支援

　蘇生処置を中止後、家族を初療室の患者のもとへ案内し、死亡確
認を行います。家族の面会前には、患者の血液を拭き取り、ベッド
周囲の医療機器を整理するなど、環境を整えます。ベッドの横に家
族の椅子を配置し、パーテーションなどで区切ってプライバシーが

守られるよう配慮します。家族が入室したら、「○○さん、ご家族が来ましたよ」と声をかけ、手を触れていいことを伝え、家族がタッチングや声をかけやすい雰囲気をつくります。家族は衝撃で意識を失うこともあるため、支えられるよう寄り添います。

　死亡確認後の家族に付き添うかどうかの判断も、家族の状況により変わってきます。家族のかたわらで背中に手を添えて近くにいることを表したほうがよい場合もあれば、家族が感情表出できている場合は患者との時間をつくるために、遠くから見守るほうがよい場合もあります。

救急外来での家族のグリーフ（悲嘆）

　　家族は、救急外来で患者が亡くなることによって、グリーフ（悲嘆）を体験します。このような突然の死によって引き起こされる身体的・心理的な反応は、急性悲嘆反応と定義されています[2]。急性悲嘆反応は、不安や怒りだけでなく、起きていることを現実として認識できないことや、「もっと早く気がつけば」など、罪悪感や自責として現れることもあります。
　　悲嘆反応は、死別を受容し苦痛を乗り越えて適応していくための正常な反応です。看護師は、家族の言葉を傾聴し、否定せず受け止めることが大切です。

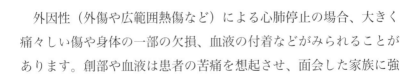

4 外因性による心肺停止の場合

　外因性（外傷や広範囲熱傷など）による心肺停止の場合、大きく痛々しい傷や身体の一部の欠損、血液の付着などがみられることがあります。創部や血液は患者の苦痛を想起させ、面会した家族に強い衝撃を与えます。面会の際は、できる限り創部を隠して家族に不

第III部

救急外来・災害現場編

要な衝撃を与えないよう配慮します。顔面や頭部など、隠すことが難しい場合は、ガーゼやドレッシング材で保護するなどして、家族が惨状を目にしないように工夫します。

外傷の場合は、基本的に警察による検視が行われるため、病棟で行われるような一般的なエンゼルケアを実施できませんが、毛髪に血液がこびりついていたら洗髪し、手に血液がついていたら拭き取るなど、最低限の整容を行います。

ただし、明らかに事件性が疑われる場合は、証拠保全のため、医師や警察と相談のうえで実施する必要があります。

1）総務省消防庁（2019）．令和元年版消防白書．救急体制，p.225．＜https://www.fdma.go.jp/publication/hakusho/r1/items/part2_section5.pdf＞[2020．April 20]
2）Lindemann E（1944）．Symptomatology and management of acute grief．1944．American Journal of Psychiatry，101（2）：141-148．
3）山勢博彰（編著）（2010）．救急・重症患者と家族のための心のケア―看護師による精神的援助の理論と実践．メディカ出版，p.56-61．

3 心肺停止状態での搬送②：
心拍が再開するが有効な心拍出量がなく
外来で看取りとなる場合のケア

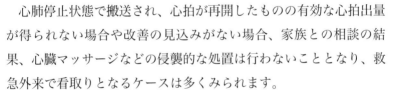

1 心拍再開後に有効な心拍出量がなく看取りとなる患者とは

　心肺停止状態で搬送され、心拍が再開したものの有効な心拍出量が得られない場合や改善の見込みがない場合、家族との相談の結果、心臓マッサージなどの侵襲的な処置は行わないこととなり、救急外来で看取りとなるケースは多くみられます。

　たとえば、くも膜下出血が原因で心停止となり搬送された場合、心拍が再開しても脳内の出血を止める治療が奏効しなければ出血が広がり、頭蓋内圧亢進から脳ヘルニアが進行し、やがて再び心停止に陥ります。心停止に陥るような大出血の場合、多くは重症度分類でGrade Ⅴ*となり、手術適応なしとなります。そのため、再度心停止した場合の方針を家族と話し合い、蘇生措置拒否（do not attempt resuscitation：DNAR）の場合は、看取りを行うことになります。

※：くも膜下出血の Grade Ⅴは、最重症で、深昏睡状態で除脳硬直を示し、瀕死の様相を示すもの（Hunt and Hess 分類）。

DNARとDNRの違い

1991年にアメリカ医師会はDNR（do not resuscitate）指示に関するガイドラインを公表し、DNRの考え方と実践の基本を提示しました。2000年のアメリカ心臓協会（AHA）の「心肺蘇生と救急心血管治療のための国際ガイドライン」では、DNRに替わってDNAR（do not attempt resuscitation）の使用が推奨されました。"do not"は「蘇生はできるがしない」という意味ですが、"do not attempt"は「蘇生に成功することがそう多くないなかで、蘇生のための処置を試みない」という意味を含んでおり、蘇生の可能性がない患者に対して使用する用語であることが強調されています。

一方で、DNARという語句が曖昧であるとして、通常の医療や看護の現場では、心停止時に心肺蘇生をしないことのみを強調したno-CPR（no cardiopulmonary resuscitation：心肺蘇生拒否）が使用される場合もあります。

② ➤➤ 看取りの場の選択

心拍再開後に有効な心拍出量がなく、再度の蘇生処置を行わない方針となった場合、救急外来でこのまま自己心拍が停止するのを待って看取るのか、救急の集中治療室へ移動して患者を看取るのかの判断が、救急外来の看護師に委ねられる場合があります。

救急外来で看取る場合、慌ただしく人が出入りし、医療機器に取り囲まれた空間で患者・家族は最期の瞬間を過ごすことになります。新たに救急患者が搬送されれば、パーテーションを隔てたすぐ隣で、救急処置が行われることになります。

集中治療室へ移動する場合は、外来と比べれば患者・家族は落ち着いた空間で最期のときを迎えることができますが、患者が移動時に心停止するリスクが伴います。また、入院という扱いになるた

め、入院費がかかります＊。病院によっては、入院手続きの書類の記入が求められ、看取りの状態である家族が諸手続きをすることになります。

　救急外来で看取ると決めても、血圧が低く、PEA（pulseless electrical activity：無脈性電気活動）の状態で何時間も経過し、ほかに患者が救急搬送されたため、病棟に入院することになるという場合もあります。また、救急外来が混んでいるため病棟に入院したものの、入院後すぐに亡くなる場合もあります。

　経験豊かな看護師であっても、死期を正確に予測することは難しく、患者の状態に加えて、家族の受け止めや精神状態、救急外来や病棟の状況なども考慮する必要があります。そのうえで、患者・家族が最も良い最期を迎えられるよう、看取りの場を選択します。

3　>> 代理意思決定への支援

　自らが望む人生の最終段階における医療やケアを、事前に家族や医療者と話し合うアドバンス・ケア・プランニング（人生会議）が、現在、厚生労働省を中心に普及・啓発が進められています。2018年の調査[1] では、人生の最終段階における医療について、家族や医療・介護関係者と「詳しく話し合っている」と回答した人は全体の2.7％にとどまり、55.1％の人が「話し合ったことはない」と回答しています。つまり、多くの家族は、患者本人の意思が確認できない状況で、再び心肺停止に陥った場合、侵襲性の高い蘇生処置を行うのかどうかという患者の命にかかわる重要な代理意思決定を迫られることになります。

　救急外来では、初対面で関係性も築かれておらず、また時間も限られるなかで、混乱し動揺する家族に代理意思決定支援を行うこと

＊：集中治療室に入院した場合は、一般的に1泊で10万円近くの費用がかかる。

になります。看護師は、インフォームドコンセントの場に同席し、医師からの説明で不明な点を確認しながら病状の理解を促し、「患者本人であったらどのような選択をするか」を引き出せるようにかかわる必要があります。代理意思決定支援は、看取りにつながる重要な看護ケアです。

 ## 家族への病状の説明と 代理意思決定支援

■事例の概要

　Fさん、60歳代、男性。家族と食事中、肉を喉に詰まらせ、家族が救急要請しました。救急隊到着までの間に、家族は肉塊を吐き出させようとしましたが、Fさんはだんだんと反応が弱くなり意識を失いました。

　救急隊が到着時、Fさんの呼吸は停止、脈拍も触知せず、蘇生処置が開始されました。病院到着時も心静止状態で、肉塊を取り除き気管挿管とアドレナリン投与が行われたところ、自己心拍が再開しました。しかし、収縮期血圧は50mmHg台と低く、昇圧薬を開始して頭部CTを撮影したところ、低酸素脳症の所見がみられました。昇圧薬を増量しても反応性は乏しい状態でした。

■医師からの病状の説明

　医師から、患者の妻と息子夫婦に病状の説明と今後の治療方針の確認が行われることになり、個室を用意し、看護師が同席したうえで説明が行われました。自己心拍は再開したものの低酸素脳症の所見があり、意識状態が改善する可能性がほとんどないこと、再び心停止に陥る可能性が高いこと、その際に再度胸骨圧迫などの蘇生処置を行っても、延命処置にしかならないことが伝えられました。

　妻は涙ぐみながら「夫はふだんから亡くなるときは自然な形で死にたい。延命処置はしたくないと話していました。無理に傷つけるようなことはしないでください」と答えました。家族の意向を受けて、昇圧薬は現在の投与量以上に増量せず、心停止時は蘇生処置を

行わないことを確認しました。

　この段階で頸動脈では脈拍を触知せず、自己心拍はあるものの有効な心拍出量が得られていない状態でした。

■看取りへの支援

　救急看護師は、患者は血圧が低く移動はリスクが高いと判断し、病棟看護師と相談して外来で看取ることを決めました。また、医師から説明を受けた際の家族の様子から、突然のことで衝撃はあるものの病状は理解できており、説明後に「夫には会えますか？」との発言があったことから、できるだけ患者の近くにいたいというニードをアセスメントしました。

　プライバシーが守られるように救急初療室を閉め切り、家族がベッドサイドで患者に付き添えるよう環境を整えました。患者は1時間ほどで完全に心停止状態となりました。

　家族は患者の手を握り、「今までありがとう」と感謝を伝えながら最期の瞬間を迎えることができました。

　死亡確認後は、家族は「手を尽くしていただいてありがとうございました。突然のことでしたが、本人の希望どおり自然な形で看取ることができました」と話しました。

■事例の分析

　家族への病状の説明が適切に行われ、家族が状況を理解したうえで患者の代理意思決定を行えたことが、家族が満足した形で看取りができた要因と思われます。

1）人生の最終段階における医療の普及・啓発の在り方に関する検討会（2018）．人生の最終段階における医療に関する意識調査報告書．＜https://www.mhlw.go.jp/toukei/list/dl/saisyuiryo_a_h29.pdf＞［2020．January 27］

2）西村匡司，丸藤哲（2017）．Do Not Attempt Resuscitation（DNAR）指示のあり方についての勧告．日本集中治療医学会雑誌，24：208-209．

3）日本集中治療医学会倫理委員会（2017）．DNAR（Do Not Attempt Resuscitation）の考え方．日本集中治療医学会雑誌，24：210-215．

第Ⅲ部　救急外来・災害現場編

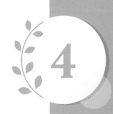

ショック状態での搬送：
治療困難で外来で
看取りとなる場合のケア

1 ショック状態で搬送され治療困難で 外来で看取りとなる患者とは

　出血や心原性など、ショック状態に陥る原因は様々ですが、ショックは身体の代償機能が破綻し、臓器や組織への血流が保てなくなった状態であり、搬送時には心拍があり会話ができていたとしても、ショックとなる原因が進行すれば、状態が急激に悪化し、数分から数時間のうちに心停止に陥る可能性があります。また、三次救急医療機関に限らず、二次救急医療機関でも患者の状態が急激に悪化し、救急外来で心停止に至る症例は多くみられます。

　たとえば、交通事故に巻き込まれた患者が腹痛を訴えて搬送され、病院に到着した際には意識があり会話ができていたものの、内臓損傷で腹腔内出血しており、急激に血圧が低下し、意識状態も悪化し、救急外来で緊急手術中に大量出血で亡くなることがあります。その場合、救急車に同乗した家族は「具合が悪そうだ」と感じていたとしても、患者が救急外来で命を落とすとは考えていないことがほとんどです。そして、医師から突然「もう助からない」と伝えられた家族は、強い衝撃を受け、その事実をすぐには受け入れら

れません。

2 >> 蘇生処置への立ち会い

　家族の動揺が大きく、現在起きている状況を受け止めることがで
きず、蘇生処置の中止について家族が判断することが難しいと思わ
れる場合、蘇生処置への立ち会いを家族へ提案することがありま
す。家族が蘇生処置を受ける患者の状態を実際に目にすることで、
現実として受け止め、状況の理解につながる場合があります。

　蘇生処置中の家族の立ち会いについては、医師と看護師の5割程
度は蘇生の際、家族に立ち会ってもらうことがあり、立ち会いの利
点として「家族が状況を理解できること」や、「医療者が全力を尽
くしていることを理解してもらえること」があげられています[1]。蘇
生への立ち会いは、家族にストレスや衝撃を与えてしまうのではな
いかと不安を感じている医療者が多いという報告もあります[2]。しか
し、実際には心停止した患者への心肺蘇生に家族が立ち会うことは、

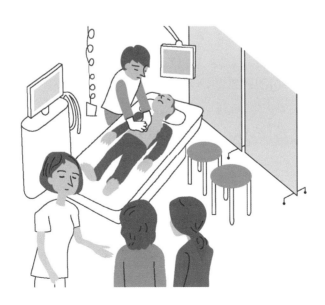

第 III 部

救急外来・災害現場編

立ち会わない場合に比べ心的外傷後ストレス障害（posttraumatic stress disorder：PTSD）の発症を有意に改善することが明らかになっており、家族の立ち会いは心理的に良好な結果となり、蘇生の妨げや、医療チームのストレスの増大もなく、訴訟など法医学的な対立をもたらすこともなかったと報告されています[3)]。

　すべてのケースで推奨されるとはいえないため、家族に十分説明し、精神状態をアセスメントしたうえで、立ち会うかどうかの意思を確認します。立ち会う際には、外傷や緊急手術を行った事例であれば、なるべく創部が目立たないようにし、血を拭き取るなど、家族に不要な衝撃を与えない配慮をします。また、家族が立ち会うときやその後には、看護師が家族に付き添うなど、フォローできる体制を整えます。

蘇生処置に立ち会う家族への支援

■事例の概要

　Gさん、50歳代、男性。自宅で突然、冷や汗をかきながら腹痛を訴えたため救急要請しました。救急隊到着時は、血圧90mmHg台、脈拍120回/分とショック状態であり、妻が救急車に同乗し救急搬送されました。

■事例の経過

　病院到着時に、Gさんは「助けてくれ」とうめいており、腹部のエコーで腹部大動脈瘤破裂が疑われたため、Gさんへ口頭で説明がなされ、同意を得て、すぐに救急外来の手術室で開腹手術が行われました。人工血管置換術の予定でしたが、血管が脆弱で出血が止まらず、手術中に徐々に血圧が低下し心肺停止状態となりました。蘇生処置が行われましたが心拍が再開せず、妻へ病状を説明することなり、看護師が同席しました。

■医師からの病状の説明

医師からは「腹部大動脈瘤の破裂で大量出血を起こし、緊急手術を行っていますが、出血が止まらず、心肺停止状態となっています」と説明されました。妻は、「本当ですか？　救急車の中では話していたのに、信じられない」と衝撃を受け、動揺している様子がみられました。看護師は、妻が蘇生処置の中止を意思決定できる状態ではないと判断し、医師と相談し、妻が蘇生処置の場面に立ち会うことを提案しました。

■蘇生処置への立ち合い

手術室の床に患者の血液が大量に流れ落ちていたため、患者を初療室へ移し、創部はタオルケットで隠しました。目に見える範囲の血は拭き取り、整容を行いました。

看護師は妻に「もし見るのがつらければ、無理に近づかなくてもよいですよ」と説明しました。患者から少し離れた場所で、医師から改めて状況を説明し、蘇生処置の中止を妻に提案しました。

妻は患者の姿を見つめながら「そうですよね。本人もつらいですよね」と言い、しばらく無言で患者を見た後で涙を流しながら「中止していただいて結構です。手を尽くしてくださってありがとうございました」と話しました。その後蘇生処置が中止され、死亡確認が行われました。

1）山勢博彰, 立野淳子, 田代明子, 他（2008）. 心肺蘇生処置中の家族の立ち会いに関する現状および医療従事者の意識と家族の思い. 財団法人救急振興財団助成研究 研究報告書.

2）Martin A, Quinteros M, Upadhyay S（2016）. Family presence during resuscitation：perceptions and attitudes of health-care staff at an inner-city academic hospital. Chest, 150（4）：947A.

3）Jabre P, Belpomme V, Azoulay E, et al（2013）. Family presence during cardiopulmonary resuscitation. New England Journal of Medicine, 368（11）：1008-1018.

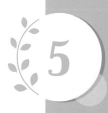

5 心肺停止状態での搬送③： 心肺停止状態となってから 到着した家族へのケア

1 心肺停止状態となってから 家族が到着する場合とは

　2018年度の消防庁の統計では、救急搬送された患者の事故発生場所は自宅外が44％を占めており、半数近くは自宅外で発生しています[1]。路上や仕事場などの自宅外で心肺停止となり搬送されてくる場合、家族は救急車へ同乗しておらず、家族は救急隊や警察、病院スタッフなどの連絡を受けて病院へ駆けつけます。

　また、自宅で倒れたとしても独居の場合や、介護施設などで心肺停止となり搬送される場合でも、家族は連絡を受けて、後から病院に到着します。

2 到着した家族への対応

　家族が救急車に同乗しておらず後から到着する場合、家族は患者がどのような状態なのかイメージできていません。そのため、病院に到着した家族は、何も情報がないなかで「患者に会いたい」「患者の状態を知りたい」「なぜ救急車で搬送されたのか知りたい」と

混乱や焦り、不安を感じています。看護師は家族が到着次第、できる限り早いタイミングで患者の現在の状態や、全力で治療にあたっていることを伝え、不安を解消するようにかかわることが必要です。

　連絡を受けた家族は、詳細な状況を伝えられていないことが多く、患者が心肺停止状態であっても、そこまで重篤な状態だと知らずに来院することもあります。そのため、突然、深刻な状況を聞いて、強い衝撃を受けることが予測されます。待合室には他の患者や家族もいるため、プライバシーが守られ、落ち着いて話せる場所へ案内し、医師からの説明には看護師も同席できるよう調整します。

　医師から突然「心肺停止状態です」と説明を受けたとしても、すぐに理解し受け入れることは困難です。看護師は家族の様子をアセスメントし、家族の思いを傾聴し、不明な点があれば補足するなど、状況が理解できるよう支援します。

3 ▶▶ 高齢者介護施設から心肺停止で搬送され看取りとなる場合

　近年、救急外来では、高齢者介護施設に入所する90歳や100歳台の高齢者が心肺停止状態になり、家族に連絡がつかないために胸骨圧迫などの救命処置が行われて搬送されてくるというケースが多くみられます。

　本人が蘇生行為や延命処置などを望まない意向を周囲に語っていたとしても、書面として明示されていなければ、施設側は、家族やかかりつけ医に相談することとなります。しかし、夜間などで連絡がつかない場合は救急要請となる場合が多く、救急隊は救命目的で救急要請された以上、蘇生処置を行わざるを得なくなります。これは施設に限ったことではなく、在宅療養中の終末期の患者であっても、家族が慌てて救急要請をすれば、救急隊到着時に家族が救命を

第Ⅲ部　救急外来・災害現場編

拒否したとしても救急隊は蘇生処置を行い、医療機関に搬送することとなります。

　このような事例は、高齢化や在宅ケアの増加により近年問題となっており、東京消防庁は2019年から蘇生中止を求められた場合、
①アドバンス・ケア・プランニング（人生会議）が行われている成人で心肺停止状態であること。
②傷病者が人生の最終段階にあること。
③傷病者本人が「心肺蘇生の実施を望まない」こと。
④傷病者本人の意思決定に際し、想定された症状と現在の症状とが合致すること。
の要件を満たせば、救急隊がかかりつけ医などに連絡し、これらの項目を確認できた場合、心肺蘇生を中断し、かかりつけ医や家族に傷病者を引き継ぐという指針の運用を開始しました[2]。しかし、意思を表明していない患者や、想定と異なる症状の場合は対象外であり、蘇生を継続して搬送することになります。

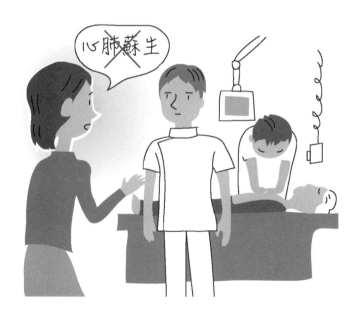

望まない蘇生行為の実施は、施設職員や救急隊、救命センターのスタッフや家族、そして何よりも患者本人にとって不幸な出来事となります。アドバンス・ケア・プランニングの普及・活用に向けて、救命に携わる医療者として、今後も向き合わなければならない課題です。

事例　本人の望まない心肺蘇生の実施

■事例の概要

　Hさん、90歳代、女性。介護老人福祉施設に入所。深夜に意識がない状態で発見され、救急要請しました。Hさんは重篤な持病はなく、軽度の認知症はあるものの食事や排泄などの日常生活は自立していました。以前から施設職員に対して「亡くなるときは自然な形がよい」と話していました。

■事例の経過

　施設職員が家族に電話しましたが、深夜であり連絡がつかず、施設職員だけでは蘇生処置の中止を判断できないため救命目的で救急要請しました。

　救急隊到着時にはHさんは心肺停止状態で、胸骨圧迫による蘇生処置を行いながら搬送し、病院到着時も心静止波形でした。医師も家族の承諾がない以上、救命処置を中止できず、気管挿管を実施し蘇生処置を継続しました。胸骨圧迫時に肋骨が折れ、損傷した肺からの血性の痰が挿管チューブから噴き上がりました。

　その後、家族へ連絡がつき、電話口で承諾を得て蘇生処置を中止し、死亡確認は家族の到着を待って行うこととなりました。

■医師からの説明

　家族の到着後、医師と看護師が同席し、搬送された経緯を説明しました。家族は「連絡がすぐにつかなかったのは私たちが悪かったのですが、本人が延命処置を希望していなかったことは施設にも話

してあり、知っていると思っていました。救急隊や先生は通報されたら延命するのは仕方がないですよね。本人には申し訳ないことをしたと思います」と、後悔を口にしました。ご遺体はその後、検視のため施設を管轄する地域の警察署へ移送されました。

1）総務省消防庁（2019）．平成30年版 救急救助の現況．＜https://www.fdma.go.jp/publication/rescue/post7.html＞［2020．January 27］
2）東京消防庁（2019）．心肺蘇生を望まない傷病者への対応について新たな運用を開始します．＜https://www.tfd.metro.tokyo.lg.jp/hp-kouhouka/pdf/011120.pdf＞［2020．January 27］

6 子どもが亡くなる 場合のケア

1 救急外来で子どもが亡くなる場合とは

　厚生労働省の人口動態統計[1] によると、子どもの年代別死因の上位に、「不慮の事故」があります[*]。救急外来で亡くなる子どもは、不慮の事故によるものが多く、内訳は、おもちゃなどの誤飲による窒息、浴槽での溺水、転倒転落、交通事故などです。多くは、家庭内で保護者が目を離したすきに発生しており、保護者が第一発見者となり、極度に動揺した状況で来院します。また、交通事故についても、親の保護下にある子どもに生じたことであるため、保護者は強い衝撃を受けて動揺し、しばしば正気を失い、また、罪悪感にかられています。

　一方で、近年は児童虐待により、これらが故意に生じていることもあり、事故との見分けがつかない状況で救急搬送されるケースもあります。

---

[*]：1位から3位の内訳は、0歳（先天奇形等、呼吸障害等、不慮の事故）、1〜4歳（先天奇形等、不慮の事故、悪性新生物＜腫瘍＞）、5〜9歳（悪性新生物＜腫瘍＞、不慮の事故、先天奇形等）、10〜14（悪性新生物＜腫瘍＞、自殺、不慮の事故）となっている[1]。

　救急外来に搬送された患児・家族と医療者は、多くの場合、初対面であり、互いをよく知らないなかで、救命から看取りへのシフトチェンジに臨むことになります。サポートの乏しいなかで育児をしている親も多く、そのうえで起こってしまったことを悔やみ、最愛の子どもを失うかもしれない脅威のなかにいることに十分配慮し、気持ちに寄り添うことが重要です。

1　救命中の家族へのかかわり

　処置を待つ家族は取り乱し、反対に冷静でいなければと感情を押し殺し耐えながら、患児の状態を案じ、進行中の事実を知りたいと思っています。医療スタッフは、患児の救命に全力を尽くす一方で、このような心境で待っている家族の気持ちを察し、家族の身になって、行われている処置についての情報や、医療者が全力を尽くしていることを伝えます。

　看護師には、家族のことも気にかけていると認識してもらえるようなかかわりが求められます。家族は当然、バッドニュースは聞きたくないと思っていますが、「大丈夫ですよ。きっと助かりますよ」などと、根拠なく希望を与えるような声かけをしてはいけません。医師や看護師から伝えられる内容から、家族は徐々に状況を悟り、最悪の事態に向けた心の準備ができることも重要です。

2　救命処置の中止、死亡宣告時の家族へのかかわり

　医師が救命処置を中止する判断や、家族への死亡宣告の方法は、成人の場合と大きくは異なりませんが、高齢患者の場合と比べて、家族が治療中止を受け入れられない場合もあります。

一方で、現実がわかっているのだろうかと疑われるほど、冷静な家族もいます。また、子どもを看取った家族には、きょうだいや祖父母など、ほかの家族への説明など、その後にも続く重責があります。なかには、死亡宣告に立ち会うのが、親ではなく祖父母の場合もあります。

看護師は、家族それぞれの事情に十分配慮し、また家族がこれから果たさなければならない重責もくみ取り、支援していきます。

交通事故で救急搬送された子どもの家族への支援

■事例の概要

Ⅰちゃん、5歳、男児。4人きょうだいの3番目。兄（10歳）、姉（7歳）、Ⅰちゃんの3人で、自宅近くの公園でボール遊びをしていたところ、ボールを追って公園を飛び出したⅠちゃんが車にはねられました。公園にいた大人が救急車を要請し、また、きょうだい2人に自宅まで案内させて、母親に事故を知らせました。

Ⅰちゃんは、右側頭部を強打しており、救急隊到着時、意識不明で心肺停止の状態でした。救急救命士により胸骨圧迫と、マスクによる換気を行いながら、救命救急センターに搬送されました。Ⅰちゃんの両親は、ほかの子どもを隣家に預けて、救急車より15分遅れて病院に到着しました。Ⅰちゃんの母親は半狂乱状態で、父親がなだめながら待合室で待っていました。

■事例の経過

救急初療室では、すぐに気管挿管と静脈確保が行われ、胸骨圧迫とマスクによる換気を続けましたが、入室後60分経っても心拍は再開しませんでした。

■医師からの説明、救命処置の中止

心肺蘇生を継続するなか、家族の気持ちに配慮し、医師と看護師

が家族のもとへ行き、「救急車内からずっと救命処置を行っていますが、非常に厳しい状況です。ご両親は、Iちゃんのそばに来ていただけますか」と告げ、両親を初療室に案内し、「これ以上処置を続けても、Iちゃんが回復するのは難しいと思います。残念ですが、心臓が止まってから時間が経ちました。もう、楽にしてあげてもいいでしょうか」と話しました。

しばらくして、父親が無言でうなずき、医師が胸骨圧迫を行っている医師に手を止めるよう指示し、自発呼吸がない様子と、心電図モニターの心静止の状態が示されました。少し間をおいて死亡宣告が行われました。その瞬間、母親がその場に倒れかかり、看護師が抱えて椅子に座らせました。

看護師は、夫にも椅子を用意し、両親がIちゃんに触れられるように手を添えて促し、「Iちゃん、お父さんとお母さんが来てくれたよ。痛かったね。よく頑張ったね」と声をかけました。両親は、「どうして、どうして…。」と、声を押し殺して泣いていましたが、「ここで精いっぱいの治療をしてもらえたんですよね」と看護師に話しました。

■ **ほかの家族への説明**

事故死のため、検視が行われることになりました。それまでの間、家族には、Iちゃんのそばで待ってもらい、看護師が付き添いました。

父親が、「子どもたちにどう説明したらいいのだろうか」と漏らしました。一緒に遊んでいたきょうだいが、自分の責任だと心に傷

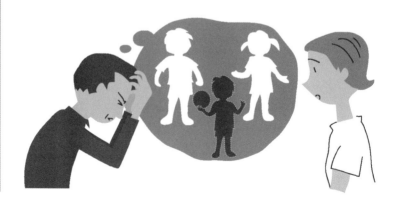

を負う可能性もあるため、看護師は「もし心配な様子がみられたら、心のケアが受けられるところを紹介します。いつでもご連絡ください」と伝えました。

　検視後は、Iちゃんの頭部に付いた血液をお湯で洗い流し、全身の清拭を行った後、両親が売店で購入したパジャマを着せ、寝台車の到着を待ってお見送りをしました。

 文 献

1）厚生労働省（2018）．平成30年（2018）人口動態統計月報年計（概数）の概況．死亡数・死亡率（人口10万対），性・年齢（5歳階級）・死因順位別．＜https://www.mhlw.go.jp/toukei/saikin/hw/jinkou/geppo/nengai18/dl/h7.pdf＞[2020．March 24]
2）窪田満（2019）．臨終の場の実際．小児内科，51（7）：1048-1050．

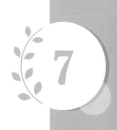

救急外来での エンゼルケア （死亡後の処置）

1 >> エンゼルケア（死亡後の処置）までの 家族支援の流れ

1 患者・家族だけの空間の用意

　医師から死亡宣告がなされたら、しばらくの間、家族が亡くなった患者のかたわらで過ごせる時間をつくります。看護師は、

「急なことで驚かれたことと思います。看護師はすぐ近くにおりますので、何かありましたら遠慮なくお声がけください」

と家族に伝え、ご遺体にも

「○○さん、ご家族に来ていただけてよかったですね」

と声をかけましょう。

　このときには、体に挿入されているチューブ類はそのままにしますが、人工呼吸器や心電図モニターの電源はオフにし、輸液やシリンジポンプなどの薬剤注入を中止します。

　救急外来では、すぐ近くで別の患者の治療が行われていたり、その家族が待機していたりすることもあります。ほかの患者や家族から見えないようにカーテンを引くなどして、できるだけ亡くなった

患者と家族だけのプライベートな空間となるように整えます。

2 エンゼルケアの説明

　看護師は、通常はその場所を離れますが、家族がひどく動揺していたり、体調不良が予想されたりする場合は、少し離れたところに控えて見守ります。そして、家族が落ち着いたところを見計らって、患者の体をきれいに整えることを伝えます。

　死亡から1～2時間後には死後硬直が始まるため、この時間までにエンゼルケアが行えるとよいでしょう。家族に、ご遺体に着せたい着物があれば持参していただく場合もありますが、多くの場合、急なことで準備ができていないため、病院が準備しているものを提供するか、病院の売店などで購入してもらいます。

3 ご遺体の搬送先と搬送手段の確認

　家族には、ご遺体の搬送先と搬送手段について相談します。亡くなった患者自身または家族が葬儀社などの互助会に入会していれば、そちらに連絡するよう伝えます。特にそのような準備がない場合、たいていの医療機関では提携している業者があるので、家族の希望を聞きながら紹介します。なお、この紹介は、日中であれば事務が担当する場合もあります。

　業者が手配した車の到着時刻を確認し、ご遺体のエンゼルケアを行います。病院によっては、エンゼルケアを業者に委託している場合もあります。

2 救急外来におけるエンゼルケアの流れ

　エンゼルケアの方法は、病棟で看取りをした場合などと基本的に同様です（第Ⅰ部「4　エンゼルケア（死亡後の処置）」図4-1参

照）。救急外来で死亡した場合、警察による検視が行われることもあります（「9　死亡後に検視や病理解剖が行われる場合の対応と遺族支援」参照）。その場合、検視が終わるまで、傷の処置やエンゼルケアは行えないため、周辺環境を整えて待機します。

1 エンゼルケアの流れ

エンゼルケアを始めるにあたっては、医療者はガウンやマスクを着用し、ご遺体に手を合わせてから、終始敬意を払ってケアを行います。

■カテーテル、チューブ類の処置

救命処置が施された患者の体には、多くのチューブや医療器具などが装着されています。外傷の患者であれば、血液や消毒液が背面に大量に貯留していることもあります。まず、医師と看護師とで、ご遺体を傷つけないよう細心の留意を払いながら、気管チューブや点滴、ドレーンなどを抜去し、挿入口が開いて塞がらない場合は、清潔なガーゼやドレッシング材を貼付します。

■外傷の処置

大きな外傷がある場合、縫合することもあります。その上を清潔なガーゼやドレッシング材で覆います。

血液や消毒液は、タオルできれいに拭き取ります。

■医療機器の処置

心電図モニターのパッドなど、粘着性の付着物があれば、リムーバーを使用して丁寧に拭き取ります。

■体の保清

膀胱留置カテーテルは、腹部を圧迫し、尿が貯留していないことを確認してから抜去します。また、腹部を圧迫して肛門からの排泄物を確認後に陰部を洗浄し、新しいおむつを当てます。

温かいお湯とタオルで全身を清拭し、毛髪を整えます。男性の場

合はひげを剃ります。救急外来で亡くなった場合も、一般病棟と同様に、綿詰め（第Ⅰ部「4　エンゼルケア（死亡後の処置）」表4-2、4-3参照）はしないのが一般的です。

■更衣

　紙おむつを当て、着物を着用し、胸の前で手を合わせます。必ずしも和式の着物でなくて構いませんが、和式の着物を着用する場合は、右襟が上になるように合わせます。

■エンゼルメイク

　最後に、男性も女性もナチュラルメイクを施します。救急外来で亡くなる患者は、眠るように亡くなったというような、安らかな最期ではないことが多いので、家族の心情に配慮し、薄く頬紅や口紅をさし、穏やかな表情となるよう工夫します。

　頭部や顔面外傷の患者では、眼窩周囲が青く腫れあがり、皮膚が傷ついていることがあります。また、縊頸の場合、首にひもやロープなどの跡が烙印のように残り、顔面が充血のために暗黒色を呈し

第Ⅲ部

救急外来・災害現場編

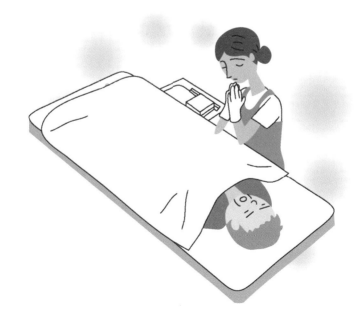

ます。このような場合、ファンデーションを薄く塗って皮膚の色を整え、首の傷は布などで覆います。

2 家族への支援

エンゼルケアの間、家族の衝撃や疲労に配慮して、待合室や遺族控室で待ってもらうことが多いですが、家族がエンゼルケアに参加したいと希望した場合、状況に応じて受け入れます。

3 救急外来からのお見送り

迎えの車が到着したら、遺族に声をかけて、一緒にご遺体の移送に付き添います。患者の治療にかかわった医療者はできる限り揃ってお見送りをします。

「このたびはご愁傷さまでした。○○さまのご冥福を祈っております。ご家族の皆さま、おつらいと存じますが、どうぞお大事になさってください」

などと声をかけます。

「この病院でなければ助かっていたかもしれません」

などは、家族を傷つけますので、決して口にしてはいけません。厳しい状況であっても、医療者に最善を尽くしてもらえたという感覚こそ、遺族の気持ちを救い、その後の家族のグリーフ（悲嘆）を和らげます。

8 身元不明者が 亡くなった場合の対応

1 ▶▶ 救急外来に搬送される身元不明者とは

　救急外来に搬送された時点では、身元不明あるいは身元はわかっているものの家族の所在が不明な患者は多くみられます。このようなケースでは、搬送時からすでに警察が介入しており、治療している間に、捜索によって氏名や年齢などの身元や家族の存在が判明する場合がほとんどです。家族が見つかった場合は、すぐに病院へ到着できるのであれば家族の到着を待ち、説明後に蘇生を中止し看取りとなります。遠方ですぐに到着できない場合は、家族へ連絡し承諾を得たうえで蘇生を中止して病院で到着を待つ、もしくは検視のため警察署へご遺体が引き渡された後に警察署での対面となります。

　一方で、亡くなった後も身元不明なままというケースも存在します。たとえば、免許証や保険証など身元を証明するものを何も持たずに倒れているところを発見され、独居や単身者で家族からの捜索願が出されていない場合は、捜索が難航し、身元不明のまま看取りとなります。

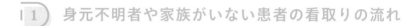

② 身元不明者、身寄りがない患者の看取りの際の対応

1 身元不明者や家族がいない患者の看取りの流れ

　身元不明者や家族がいない場合は、医療者の立ち会いのもとで死亡確認を行い、発見された場所の管轄の警察署へ連絡します。基本的に異状死の扱いとなるため、綿詰めなどの処置は行わず、検視のため警察署へ引き取られます。救急外来での看護師の対応としては、身元がわかっている人への対応と大きな違いはありません。警察署へ引き取られた後に引き続き捜索が行われ、親族が見つかればご遺体が引き渡されます。

　捜索の結果、身元がわからなかった場合は「行旅病人及行旅死亡人取扱法」により、地方自治体で火葬されます。また、身元はわかっても身寄りがおらずご遺体の引き取り手がない場合は、「墓地、埋葬等に関する法律」により、地方自治体で火葬または埋葬されます。

2 身元不明者、独居高齢者の死亡（孤独死）の現状

　身元不明のご遺体は全国で2万人、東京都だけで3,000人程度とされています[1]。身元不明者というとホームレスを想像する人も多いと思いますが、最近は各自治体が生活支援や自立支援などの施策に力を入れていることや、就労環境の改善、雇用の増加により、ホームレスの人数は年々減少しており、厚生労働省の調査では2000年頃は全国で2万人以上いたのに対して、2019年の調査では4,555人と大幅に減っています[2]。

　それに対して、急激な高齢化の進行により、一般的に「孤独死」といわれる独居高齢者の死亡が増加しています。65歳以上で一人

暮らしをしている人は、2015年の調査で593万人にのぼるとされ（図8-1）[3]、東京都監察医務院による調査[4]では、東京23区内における一人暮らしで65歳以上の人の自宅での死亡者数は、2003年の1,451人に対して2018年は3,882人と2倍以上に増えています。

3 孤独死の場合の看取りの流れ

　孤独死の患者は、死後数日経って発見され不搬送となるケースが多いのですが、死亡確認ができず搬送される場合もあります。たとえば、毎朝のラジオ体操に出てこないことを近隣住民が不審に思って通報し、死後硬直などがまだなく、救急隊が「明らかに死亡している」と判断できない場合などは、蘇生処置を行いながら病院へ救急搬送され、死亡確認を行うことになります。このような独居高齢者は、名前や年齢など身元は特定できますが、親族などご遺体の引き取り手がすぐに見つからない場合も多く、医療者だけで死亡確認

第Ⅲ部　救急外来・災害現場編

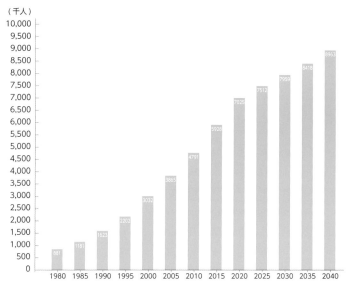

図 8-1　65歳以上の一人暮らしの人の動向　2020年以降は推計値.

内閣府（2018）．平成30年版高齢社会白書．より作成

を行い、そのまま警察へ引き取られます。

　今後も高齢化はますます進行し、身寄りのない高齢者の搬送は増加すると予測されます。名前しかわからず心肺停止状態で搬送されてきた患者が、どのような人物でどのような人生を歩んできたのかを読み取ることは難しいのですが、その人の最期の瞬間に携わることに敬意を払って、真摯に向き合うことが医療者としてふさわしい態度といえます。

1）身元不明，全国2万体と向き合う捜査員たち．日本経済新聞，2019.2.3．＜https://www.nikkei.com/article/DGXMZO40841980T00C19A2CC1000/＞［2020．January 27］
2）厚生労働省（2019）．ホームレスの実態に関する全国調査（概数調査）結果について．＜https://www.mhlw.go.jp/stf/newpage_04461.html＞［2020．January 27］
3）内閣府（2018）．平成30年版高齢社会白書．＜https://www8.cao.go.jp/kourei/whitepaper/w-2018/html/zenbun/index.html＞［2020．January 27］
4）東京都福祉保健局 東京都監察医務院（2018）．平成30年版統計表及び統計図表．＜https://www.fukushihoken.metro.tokyo.lg.jp/kansatsu/database/30toukei.html＞［2020．January 27］

9 死亡後に検視や病理解剖が行われる場合の対応と遺族支援

第Ⅲ部 救急外来・災害現場編

1 死亡後に検視や病理解剖が行われる場合とは

　救急外来で患者が亡くなった場合、多くは病棟での看取りと異なる流れをたどります。診断されている病気で亡くなる「病死＝通常の死」に比べて、交通事故や火災、溺水、自殺や他殺などは「異状死」とされます。これは死体の異常や事件性の有無を指すものではなく、病死と思われても死因が明らかなもの以外はすべて「異状死」とされます。

　異状死について、医師法第21条は、「医師は、死体又は妊娠4月以上の死産児を検案して異状があると認めたときは、24時間以内に所轄警察署に届け出なければならない」と規定しています。異状死の場合、医師は死亡診断書を書けないため、警察へ連絡し検視が行われます。検視とは、警察官が犯罪性の有無を調べるために死体の状況を捜査するもので解剖とは異なります。犯罪性がないと判断された場合は死体検案書が作成され、ご遺体は遺族へ返されます。犯罪性があると判断された場合、ご遺体は司法解剖へとまわされます。

　たとえば、既往がなく突然、胸部痛を訴えて倒れた患者が搬送時

167

に心肺停止となり、蘇生処置をしたが亡くなった場合、死因として心筋梗塞などが疑われますが、死因は不明であり、外因死を否定できないため異状死となり、検視の対象になります。一方で、かかりつけの末期がん患者が心肺停止状態で搬送された場合は、明らかな異常がない限り、死亡診断書を作成し検視にはなりません。家族から「末期がんと診断されている」との情報があっても、かかりつけではない病院に搬送された場合は、かかりつけの病院や在宅医に連絡し、こちらで死亡診断書を作成してよいか相談します。

　異状死かどうかの判断については、日本法医学会から「異状死ガイドライン」[1]が発行されており、それに基づいて行われています。医師法第21条により、警察署に届出が必要な異常死を図9-1[2]

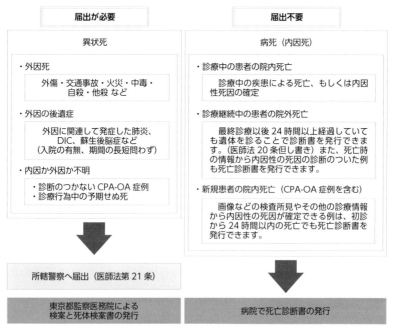

図 9-1　異状死の届出の判断基準

東京都福祉保健局　東京都監察医務院. 異状死の届出の判断基準. より引用
DIC：播種性血管内凝固症候群、CPA-OA：到着時心肺停止

に示します。

2 ›› 検視（異状死）の場合の流れ（図9-2）

　死亡確認後、医師から遺族へ検視となることについて説明します。医師は管轄の警察署（傷病者が収容された場所）に連絡します。点滴や挿管チューブなど、病院で留置した医療器具は抜去しますが、警察官がご遺体を調べるため、綿詰めなどの処置は行わず、エンゼルケアも顔の汚れを拭き取るなど、最小限にとどめます。

　東京都の場合は、ご遺体を警察官が迎えに来て警察署へ引き取り、警察署で検視を行いますが、地域によっては警察署から検視官が来院し、その場で検視を行います。その際は、たとえば救急外来の一画をパーテーションなどで区切って遺族と共に待機してもらいます。検視が終了し、検案書が作成されれば通常どおりエンゼルケアを行います。

　検視が行われる場合、前述したとおり、通常とは異なる経過をた

第Ⅲ部 救急外来・災害現場編

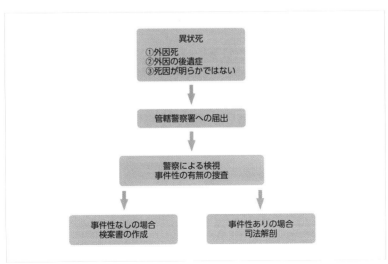

図 9-2　検視（異状死）の場合の流れ

どるため、遺族は検視が終わるまで待機します。検視は通常、1〜2時間程度、夜間や検視の件数が多い場合は翌日までかかる場合もあります。救急搬送され、患者の突然の死を体験したばかりの遺族にとって、ご遺体をなかなか返してもらえないことや、家に連れて帰れないこと、救急外来のような落ち着かない空間で長く待たされることは苦痛を増強させる要因となり得ます。

　検視の場合は、患者を発見した際や搬送までの状況、ふだんの生活状況や病歴を警察が遺族へ聴取します。警察としては、事件性の有無を調べるための通常の手順ですが、患者の死について疑われているように感じ気分を害する遺族もいます。

3 ⇉ 検視が行われる場合の遺族への支援

　検視を待つ間、看護師は、遺族の精神状態をアセスメントし、悲嘆反応や感情に合わせて、遺族だけの時間をつくり距離を置いて見守ったり、必要に応じて寄り添ったりすることが重要です。遺族が患者の死を受容できるようにかかわります。

　病院によっては、看護師が待機中の遺族に診療費の支払い手続きについて説明しなければならない場合もあります。衝撃を受けて混乱している遺族に、手続きなどを説明しても理解することは困難なため、状況をよく観察し対応しましょう。

1）日本法医学会（1994）．異状死ガイドライン．日本法医学雑誌，48（5）：357-358．＜http://www.jslm.jp/public/guidelines.html#guidelines＞［2020．January 27］
2）東京都福祉保健局 東京都監察医務院．異状死の届出の判断基準．＜https://www.fukushihoken.metro.tokyo.lg.jp/kansatsu/iryou.files/todokedekijun.pdf＞［2020．January 27］

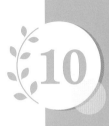

10 災害現場①：黒タグを装着された傷病者へのケア

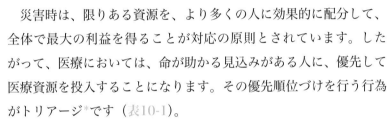

1 災害現場における黒タグの意味

　災害時は、限りある資源を、より多くの人に効果的に配分して、全体で最大の利益を得ることが対応の原則とされています。したがって、医療においては、命が助かる見込みがある人に、優先して医療資源を投入することになります。その優先順位づけを行う行為がトリアージ*です（表10-1）。

　トリアージでは、生命に危機が迫っており、かつ治療によって回復の見込みがある人が最も高い優先順位となり、その人には赤タグが付けられます。次いで、入院治療が必要ですが、多少の時間的余裕がある人に黄タグ、軽症で応急手当により帰宅できる人に緑タグが付けられます。黒タグは、自発呼吸がなく、回復の見込みが難しい人に付けられますが、これは、あくまで治療や搬送の優

＊：トリアージ[1]：災害時発生現場等において多数の傷病者が同時に発生した場合、傷病者の緊急度や重症度に応じて適切な処置や搬送を行うために傷病者の治療優先順位を決定することをいう。フランス語の trier からの派生語で、「選別する」意である。トリアージではスタート方式（simple triage and rapid treatment：START）のように呼吸、循環、意識状態等の簡単な指標で傷病者をグループ分けして、各グループの傷病者をトリアージ・タッグなどで軽症、中等症、重症、死亡等に識別する。この際、処置は気道の確保や止血など簡単な手技でできることにかぎって行うのが原則である。

171

表 10-1　トリアージの区分

順位	分類	識別色	傷病などの状況
第1順位	最優先治療群 (重症群)	赤色 (Ⅰ)	●直ちに処置を行えば、救命が可能な者
第2順位	非緊急治療群 (中等症群)	黄色 (Ⅱ)	●多少治療の時間が遅れても生命には危険がない者 ●基本的には、バイタルサインが安定している者
第3順位	軽処置群 (軽症群)	緑色 (Ⅲ)	●上記以外の軽易な傷病で、ほとんど専門医の治療を必要としない者
第4順位	不処置群 (死亡群)	黒色 (0)	●直ちに処置を行っても明らかに救命が不可能な者または、すでに死亡している者

先順位が最下位であるという意味で、死亡は確定していません。

　なお、災害モードの発令がなされたら、原則として、窒息状態にあるときの異物除去を除いて、心肺停止状態の人に蘇生は行わないことになっています。

2　黒タッグを装着された傷病者へのケア

1　尊厳への配慮

　黒タッグを装着された傷病者は、治療待機者という位置づけなので、赤や黄タッグの傷病者と同様に、生きている人としての尊厳が保たれ、できるだけ苦痛がないよう配慮される必要があります。現実的には、災害時には人も物資も限られるため、損傷した体を保護するドレッシング材や体を覆う保温シートなども、回復の見込みがある赤タッグや黄タッグの傷病者に優先的に配給され、黒タッグの傷病者には十分な提供が難しいかもしれません。しかし、いくら場所がないといっても、黒タッグの傷病者の滞在場所を霊安室とすることは避けるべきです。

2　ご遺体の変化への対応

　実際には、黒タッグの傷病者がその後回復することは大変難しく、生命徴候（バイタルサイン）を失った体は、時間の経過とともに変化します。底面となった部位には、重力によって血液が集まって死斑ができ、硬直が始まるため、体位はできるだけ仰臥位にし、四肢は自然な形に整え、上肢は胸の上で合わせます。

3　整容

　災害死の場合、医師の死亡診断後に検視が行われるので、死因がわからなくなるようなケアは行えませんが、家族が身元確認に訪れたときに少しでも衝撃が少ないように、最低限の整容を行います。たとえば、眼瞼を閉じたり、顔面の泥や砂を払ったり、四肢が離断している場合は自然な位置に近づけるなど、配慮します。

　また、皮膚の緊張がなくなり脆弱となるので、長時間、直射日光を浴びると日焼けや皮膚の乾燥が進みます。日陰もしくは屋内に収容し、全身をシートやシーツなどで覆って保護します。

　医師により死亡診断が行われると、黒タッグははずされ、死者としての扱いになります。

3　赤タッグの傷病者が黒タッグになるときのケア

　災害現場では、トリアージは一度だけでなく、時間経過に沿って繰り返し行われます。そのため、赤タッグの傷病者が、十分な治療ができない場合や治療に反応しなかった場合に、黒タッグに変わることもあります。

　災害の種類により、特徴的な病態は異なりますが、たとえば、地震や竜巻などで発生するクラッシュ症候群*や重症の熱傷（火傷）

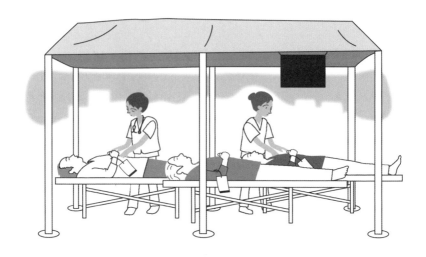

を負った傷病者は、緊急に、大量の輸液や血液透析などの特殊な治療が必要になります[2)]。このような場合、被災地の医療救護所[**]での医療では対応に限界があり、ヘリコプターなどにより、被災地外の病院に搬送する必要がありますが、搬送を待つ間に傷病者の病状が悪化し、心肺停止に至ることがあります。

　このように、医療救護所に搬送されてきたときには、歩いたり会話ができたりしていた傷病者が、治療が遅れることで急変することがあります。クラッシュ症候群では、徐々に血中のカリウムやミオグロビンの濃度が上昇し、重篤な病態に陥ります。熱傷患者では、大量に体液が血管外に濾出し、脱水状態となります。

　医療者が受傷の状況を知っていれば、危険性を察しますが、医療救護所に十分な資源がなく、搬送の手段も整わず、すでに患者が昏睡状態になっているような場合には、何の手だても講じるができま

　＊：クラッシュ症候群（crush syndrome）：四肢や体幹が外力によって圧迫・挫滅されることで、抗カリウム血症、急性腎不全、ショック、代謝性アシドーシスなどの重篤な病態に陥る症候群をいう。長時間の重量物による圧迫後、その圧迫が解除された際に、虚血再灌流障害によって横紋筋融解を生じることでも引き起こされる。
　＊＊：医療救護所：災害時に応急手当を中心とした医療救護活動を行うために開設された場所。

せん。傷病者の状態が悪化し、心肺停止となるのをそばでみている
ことしかできず、無力感を覚えながら看取りという選択をせざるを
得ないのです。

　医療者は、傷病者に敬意を払い、少しでも苦痛が少なくなるよう
に体位を整え、直射日光や雨風に当たらないようにするなど、でき
ることをします。これは、災害現場での特徴的な看取りといえるで
しょう。

4 黒タッグの傷病者へ対応する スタッフの心理

　黒タッグの判定をするトリアージ担当者や、黒タッグの人を一時
的に収容するエリアを担当する医療者や搬送係は、非常に大きなス
トレスを感じることになります。平時であれば、適切な治療により
救命できるかもしれない人に、専門職として何もできないという葛
藤や無念を抱えたり、しばしば、人間としての原型をとどめていな
い悲惨な状態の傷病者に囲まれて、正気を失うことも多々ありま
す。黒タッグのエリアの担当者は1人にしないこと、また担当はシ
フト制にして、短時間で交替するようにして、担当者の心的外傷後
ストレス障害を防ぐことが重要です。そうすることが、黒タッグの
傷病者へのケアの質の保証にもつながります。

1）日本救急医学会：医学用語解説集．トリアージ．＜https://www.jaam.jp/dictionary/
dictionary/word/1022.html＞［2020．May 20］
2）日本外傷学会，日本救急医学会（監）（2012）．四肢外傷．外傷初期診療ガイドライン
JATEC．改訂第4版，へるす出版，p.171-173．

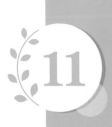

11

災害現場②：
亡くなった犠牲者への
ケアと遺族への支援

1 ✈ 災害現場で亡くなるということ

　前節で述べたように、災害現場では、トリアージにより治療や搬送の優先順位づけが行われ、黒タッグの傷病者は、生命徴候を失っていても、すぐに医師による死亡確認が難しいことがあります。看取りの経験のある看護師なら、死亡確認がされていなくても、傷病者が息を引き取ったことは十分認識できます。表向きは「死者」と承認されていないのですが、心の中では手を合わせ、「どうか安らかに眠ってください」と念じることは、ごく自然な対応といえるでしょう。

　黒タッグの傷病者のなかには、平時であれば救命処置によって心臓が再び拍動する可能性のある人もおり、医療者は、専門職として十分な治療や看護ができないことへの罪悪感や無念を抱え、強い倫理的な葛藤が生じます。

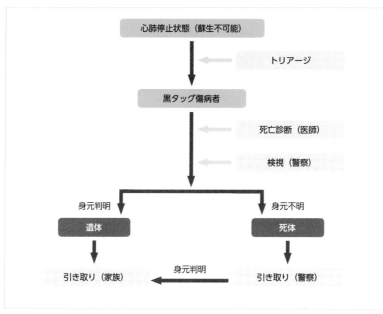

図 11-1　災害現場で心肺停止状態となった傷病者の扱い

2 災害現場で心肺停止状態となった傷病者の扱い

　図11-1に示すように、災害現場で心肺停止状態となった傷病者は、トリアージ、診断、身元確認などによって、位置づけが変わってきます。黒タッグの傷病者は、死者ではなく、回復の見込みが極めて低い人として扱われます。医師が死亡診断した以降に死者となり、身元が判明しているかどうかで、死体もしくはご遺体として扱われます。

3 ご遺体と遺族へのケア

　遺体安置所は、災害現場に近い公共の建物（小学校、公民館な

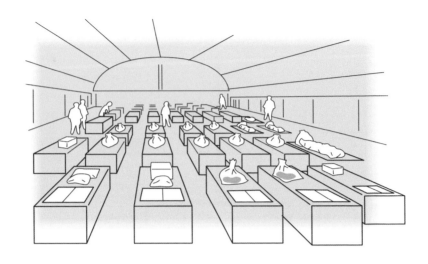

　ど）に設置されることが多く、遺族は、警察からの連絡を受けたり、自分からそこを訪れて、ご遺体を確認します。なかなか特定できない場合には、遺族は何度もこの作業を繰り返さなくてはならず、精神的にも肉体的にも非常に疲弊します。

　遺体安置所に看護師が常在しているとは限りませんが、可能な場合は、遺族が棺の小窓を開けてご遺体を確認する際には立ち合い、探していた故人と一致したときには、気持ちに寄り添い、遺族が感情を表出できるよう支援できるとよいでしょう。ただし、その感情をすべて引き受けると、看護師も二次的外傷を負うことがあるので、注意が必要です。

　災害犠牲者は、医療救護所で息を引き取る人もいますが、災害によって体の一部が離断したり飛散したりして、即死となったケースも珍しくありません。その場合、ご遺体の一部しか見つからないことがあります。このような惨死を遂げた人のご遺体に対面する遺族は、非常に強い衝撃を受けますが、ご遺体に「整体」が行われることで、気持ちが和らぐことが知られています。

　発見されたのが、体の一部だけであったりすると、故人を本当に

失ったという認識に至らず、曖昧な喪失*1) を経験することがある
といわれています。このような場合、無理に遺族に死を意識づけよ
うとせず、遺族の気持ちに寄り添い、その思いに共感を示すことが
重要です。

ご遺体の「整体」

　1985年に発生した日航機墜落事故では、飛行機が群馬県の高天
原山の御巣鷹の尾根に墜落し、乗客524人のうち、520人が亡くな
りました。このときに救護にあたった日本赤十字社の救護班の看護
師たちは、激しく損傷したご遺体を前に、遺族へこのままお返しす
ることはできないと思い、身近にあった段ボールなどを用いて欠損
した部分を形づくる「整体」を行いました2)。

　こうして、五体揃ったご遺体に対面した遺族は、衝撃が和らぎ、
癒されたといいます。このようなご遺体へのケアも、遺族へのケア
として非常に意義があります。

第III部 救急外来・災害現場編

1) Boss P (2009). Frozen grief. Ambiguous Loss：Learning to Live with
Unresolved Grief. Harvard University Press, p.1-25.
2) 大和田恭子, 金田和子 (2000).「整体」—破損のひどい遺体を整復する1方法. 看護
管理, 10 (7)：587-591.

＊：曖昧な喪失：大切な人やものを失ったこと自体が曖昧で、その状態は解決されずどうすることもで
きないような喪失体験。

索引

はじめての看取りケア
―病棟・在宅・救急外来・災害現場のケアと支援―　　　　　　　　　　　定価（本体 2,500 円＋税）

2020 年 6 月 25 日　第 1 版第 1 刷発行

編　著　　　山﨑智子・佐々木吉子 ©　　　　　　　　　　　　　　　　＜検印省略＞

発行者　　　小倉啓史

発行所　　　**株式会社 メヂカルフレンド社**

〒 102-0073　東京都千代田区九段北 3 丁目 2 番 4 号
麹町郵便局私書箱48号　電話 (03) 3264-6611　振替　00100-0-114708
http://www.medical-friend.co.jp

Printed in Japan　落丁・乱丁本はお取り替えいたします　　　　印刷／㈱広英社　製本／㈲井上製本所
ISBN978-4-8392-1661-0　C3047　　　　　　　　　　　　　　　　　　　　　　　　　　106141-258